中国健康知识传播激励计划系列丛书

血管保卫战 II

——血脂管理优秀案例

中国健康知识传播激励计划　编　著

U0212175

人民卫生出版社

图书在版编目（CIP）数据

血管保卫战.Ⅱ，血脂管理优秀案例 / 中国健康知
识传播激励计划编著 .—北京：人民卫生出版社，2018
ISBN 978－7－117－27451－7

Ⅰ.①血… Ⅱ.①中… Ⅲ.①高血脂病－防治－病案
Ⅳ.① R543

中国版本图书馆 CIP 数据核字（2018）第 261319 号

人卫智网	www.ipmph.com	医学教育、学术、考试、健康，购书智慧智能综合服务平台
人卫官网	www.pmph.com	人卫官方资讯发布平台

血管保卫战Ⅱ——血脂管理优秀案例

编　　著：中国健康知识传播激励计划
出版发行：人民卫生出版社（中继线 010-59780011）
地　　址：北京市朝阳区潘家园南里 19 号
邮　　编：100021
E - mail：pmph @ pmph.com
购书热线：010-59787592　010-59787584　010-65264830
印　　刷：三河市潮河印业有限公司
经　　销：新华书店
开　　本：710×1000　1/16　印张：13
字　　数：240 千字
版　　次：2019 年 7 月第 1 版　2019 年 7 月第 1 版第 1 次印刷
标准书号：ISBN 978-7-117-27451-7
定　　价：39.00 元
打击盗版举报电话：010-59787491　E-mail：WQ @ pmph.com
（凡属印装质量问题请与本社市场营销中心联系退换）

编写委员会

主　编　孔灵芝

副主编　陈伟伟

编委会成员（按姓氏笔画排序）

马吉祥	马莉莉	王 篓	王文化	王春明	王临虹	王鹤卿
毛 凡	孔灵芝	石文惠	田向阳	田宜明	吕德良	刘 杰
刘继恒	严 静	杜 昕	李 健	李小勇	杨进刚	杨秋兰
吴 静	吴兆苏	何 柳	谷成明	张 培	陈伟伟	陈绪银
周 华	周脉耕	周智林	赵文华	钟 铮	俞 蔚	姜莹莹
宫晓倩	贾 勇	钱 雯	倪文庆	徐 健	徐小玲	徐承中
黄其虎	崔 伟	葛均波	靳雪征	潘柏申	霍 勇	魏咏兰

序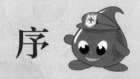

没有全民健康，就没有全面小康。《"健康中国2030"规划纲要》指出："健康是促进人的全面发展的必然要求，是经济社会发展的基础条件。实现国民健康长寿，是国家富强、民族振兴的重要标志，也是全国各族人民的共同愿望。"

然而，随着社会经济发展，在城镇化进程逐步加快，居民不良生活方式长年盛行的背景下，我国国民的心血管疾病危险因素暴露显著增加。近年来，心血管疾病死亡率高居首位，高于肿瘤等其他疾病，成为第一大"杀手"，对我国居民的生命和健康造成极大威胁。心血管疾病的高发与我国拥有庞大的血脂异常人群关系密切，有效控制血脂，提高居民的知晓率、治疗率和控制率，是减少心血管疾病的发病及死亡率、提升国民健康水平、减轻国家慢病负担的重要手段。

当前，我国处在心血管疾病防控的关键时期。为推进心血管疾病的防控工作，2014年起，由国家卫生健康委员会疾病预防控制局、宣传司、中国健康教育中心以及中国记协办公室联合发起的"中国健康知识传播激励计划"，持续开展"胆固醇管理"项目，面向公众和

媒体，开展以"胆固醇管理"为核心的心血管疾病防治知识普及和教育。

2015年，项目邀请45位医学专家，共同推出了由一线医学专家联合撰写的血脂管理科普图书：《血管保卫战——把胆固醇管起来》。书中全方位地阐述了胆固醇的相关知识，直观讲解了"为何要管理胆固醇""如何管理胆固醇"和"胆固醇管理常见误区"等内容。

2018年项目征集了城市的血脂管理经验、新技术和新模式，以及国际案例等，编辑了这本《血管保卫战Ⅱ——血脂管理优秀案例》，旨在将优秀经验进行总结，并希望能够对各地的血脂管理起到一些借鉴作用。

这是一本代表中国地方血脂管理经验的优秀案例集。书中重点介绍了各地示范区在心血管疾病防控管理中取得的先进经验，阐述了采用的管理模式及出现的问题，并分享了工作中的优秀成果。同时，多位专家对书中的案例进行了详细的点评和高度的概括，以便读者更好地理解和借鉴。

防控心血管疾病，需要各方的共同重视！让我们一起努力，推动心血管疾病的预防与控制，打好血管保卫战，助力"健康中国"建设目标的实现！

寄语

白岩松 中央电视台评论员、中国健康知识传播激励计划健康知识宣传员

改革开放 40 年，中国人的日子越过越好，越过越富裕，但这种富裕，不应该有一个结果是更多的人得了"富贵"病！可事实并不让人乐观，很多人的心血管出现了问题，常常是管不住嘴、迈不开腿的直接后果，从某种角度说，这就是一种能杀人的"富贵"病，但这种"富贵"的背后是相关知识、常识和行为管控的贫乏。所以血管保卫战就是生命保卫战，目的，就是在普及常识前提下，让更多的人拥有有效的行为管控，为健康中国目标助力、护航。

李新华 中国疾病预防控制中心党委书记、副主任

《中国防治慢性病中长期规划（2017—2025 年）》及《"健康中国2030"规划纲要》中，分别对心脑血管疾病死亡率及重大慢性病过早死亡率提出了相应的期望目标，为我国卫生部门开展心脑血管疾病防治工作指明了方向。这本案例集所收录的成功实践，正是为国家规划的落地实施提供了非常好的可借鉴经验。希望更多的健康领域工作者看到这些案例，并更好地帮助公众保卫血管健康！

孔灵芝 中华预防医学会副会长、健康传播分会主任委员

血管健康，关乎人民的健康。收录本书的血脂管理案例，展现了十余个城市和地区的积极探索、科研成果的转化和新技术的应用，凝

聚了无数公共卫生和临床医务工作者的不懈努力，极具学习和借鉴意义。希望有更多的城市和地区加入到血管保卫战中，创造更多可落地、可推广的经验，助力国人健康，助力健康中国！

霍勇 北京大学第一医院心内科及心脏中心主任

全民健康，国之大计。心血管疾病是我国国民健康的"第一杀手"。非常欣喜看到案例集汇集了临床、公共卫生、媒体传播等方方面面的经验和心得。强化血脂管理，并将血脂管理与高血压、糖尿病一同实现"三高共管"，对提升心脑血管疾病的防控效果，遏制心血管疾病的发病和控制疾病负担都将有非常好的效果。案例扎实、接地气，希望有更多的血脂管理的案例涌现，并得到推广！

杨秋兰 《健康报》副总编

"血管保卫战"是保卫人民健康的战斗。这本案例集不仅包括了地方卫生部门的经验总结，还包括了血脂管理的科普传播、科研成果转化等，全方位地搜集了与血脂管理有关的有益尝试。作为媒体人，非常希望这本案例集的内容能够被更多的从业人员看到，从而对中国的血脂管理起到更好的推动作用，最终使更多的公众受益其中。

目录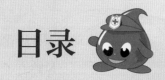

经验

创新

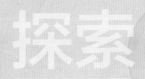

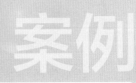

城市经验篇

实施精细化管理　打响浙江血脂保卫战

浙江省心脑血管病防治研究中心　浙江医院

一、实施背景

浙江作为中国经济快速发展的地区，居民生活水平日益提高，疾病谱悄然发生变化。其中，人群血脂异常的患病率呈逐年增长趋势。我国成人血脂异常总体患病率高达 40.40%。浙江省 2014—2015 年《心血管病高危人群早期筛查和综合干预项目》对 13.5 万人群调查，结果显示：全省 35 岁以上人群血脂异常患病率达 39.5%，且城市居民与农村居民差异不大。而 2003 年调查结果患病率只有 24.8%，10 年间全省成年人血脂异常患病率增长了 59%，患病人群年轻化趋势更加明显。

2

二、主要问题

1. 缺乏血脂监测规范流程

基层血脂异常的首诊主要来自于体检化验，一般只有总胆固醇和甘油三酯两项结果。基层医务人员缺乏血脂异常诊断流程，对诊断标准概念不清。这与基层条件有限、监测方法费时费力缺乏便捷性、医务人员和患者认识不足有关。

2. 忽视心血管疾病风险评估

血脂异常防治，以预防心脑血管疾病发病为最终目标。治疗应基于患者的心血管疾病风险评估。医务人员缺乏相应的认识和评估技术，无法开展血脂异常的规范治疗。应制定适合基层的操作性强的心血管风险评估流程和技术方案。

3. 基层医疗服务能力低下

基层医生接受教育的客观条件有限，缺乏诊疗技术，尤其是风险评估和药物治疗的培训，这形成基层公共卫生的短板。他们对降脂药物的应用较为生疏，且对降脂药物的不良反应有顾虑，造成血脂异常药物治疗率低。针对基层的特点，将不同种类降脂药物的适应证、目标值、监测方法和不良反应对策等内容编入其中，优化制定基层降脂药物选择流程，帮助基层科学使用降脂药物，提高服药率和控制率。

4. 缺乏防治技术转化平台

目前，慢病管理已经建立了基层高血压和糖尿病患者的信息化管理平台，但对血脂异常的管理依然不足，尤其是缺乏有效的信息化辅助手段，对数据采集、疾病分型、自动风险评估、随访提醒、在线培训和实时统计等功能的无法实现信息化管理。因此，建立血脂异常防

3

治技术转化平台，通过网络管理平台，将血脂异常综合干预技术转化到基层应用，有效管理血脂异常患者。

三、组织实施

1. 起草防治项目实施方案

基于既往基层高血压防治经验和目前全省血脂异常防治现状，浙江省心脑血管病防治研究中心采用临床诊疗路径思路，化繁为简，组织起草了《浙江省血脂异常社区综合防治项目实施方案》。在此基础上，根据《浙江省高血压、糖尿病社区综合防治工作规范》推广应用实践经验，参照《中国成人血脂异常防治指南（2016 年修订版）》，组织全国慢性病防治专家和基层慢性病管理团队专家多次对实施方案修改优化，力求规范性、可行性和流程化。

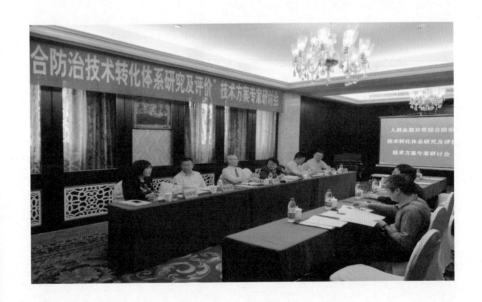

2. 创建信息管理项目平台

依据基本公共卫生信息服务平台和高血压患者防治平台框架建设

经验，浙江省创建血脂异常人群管理系统，采用计算机诊断决策辅助系统开展人群自动分类、风险自动评估，并利用信息系统开展随访自动提醒、管理效果信息化评估的功能。

3. 创新社区防治工作项目

2017年9月，血脂异常社区防治工作项目在全省11县/市启动实施。

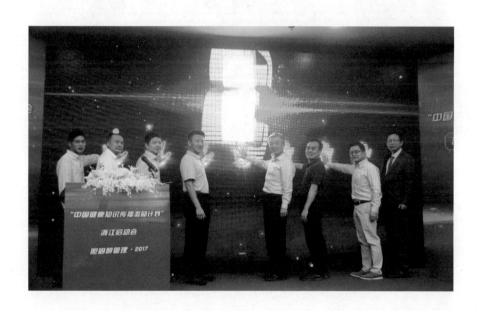

杭州、宁波、温州、绍兴、嘉兴、衢州、义乌、玉环、诸暨、海宁和庆元等11个市（县、区）有心血管疾病防治工作基础和工作积极性的单位，经双向选择和基础评估，每市（县、区）选择两家社区，根据整群抽样原则纳入年龄≥35岁的常住居民1000人、全省11000人，开展血脂筛查和全人群管理。

（1）项目筛查：各区/县项目点筛查1000人，开展初步筛查，包括：问卷调查、常规体检、血压和血脂异常检查。

5

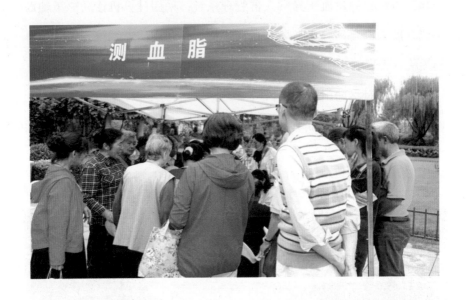

（2）人群评估：初筛后将信息录入血脂异常防治社区管理网络平台，系统自动将人群分为一般人群、高危人群和血脂异常患者。

（3）危险分层：根据血脂异常防治指南，对血脂异常患者在信息系统辅助下开展复筛，包括问卷调查、生化检查（空腹血糖/餐后血糖、谷丙转氨酶、谷草转氨酶、肌酐、肌酸激酶、尿蛋白/尿肌酐），辅助检查（心电图、颈动脉超声、眼底检查），录入网络平台，完成心血管风险评估。系统自动将患者分为低危、中危、高危和极高危患者，同时出具给患者个性化的报告单。

（4）基层培训：开展项目各阶段业务培训，包括血脂基本知识、风险评估及意义、治疗原则及药物治疗和自我管理等内容。尤其是规范治疗培训，针对基层的特点，开展健康教育技能培训，将降脂药物的适应证、目标值、监测方法和不良反应对策等内容列入其中，优化基层降脂药物选择流程，帮助基层科学使用降脂药物，提高服药率和控制率。

6

（5）随访管理：对血脂异常患者，根据血脂控制情况进行分级管理。血脂未控制患者每1个月随访一次，监测病情控制情况，以健康教育和非药物干预为基础，规范药物治疗，监测心血管病并发症；血脂控制患者每3个月随访一次，以健康教育和用药指导为重点，有针对性进行行为干预技能培训和规范用药指导，监测病情控制情况。未达到血脂异常诊断标准的人群，高危人群每年一次随访，一般人群每两年一次随访，以健康教育与改善生活方式为主。

（6）患者管理：各点选择50例患者开展同伴教育自我管理培训。内容包含：自我管理培训方式、血脂异常基本知识、血脂异常筛查和自我监测、心血管疾病风险评估、药物治疗、生活方式干预、常见误区、急性事件识别与家庭急救等。提高患者血脂异常防治知识，倡导健康的生活方式，提高治疗依从性。

（7）健康教育：通过电台、电视、纸媒、微信等多种形式提倡健康的生活方式，提高公众对血脂异常危害的认识，倡导公众"三高共管"（管理血压、血脂、血糖），预防心脑血管疾病的发生。

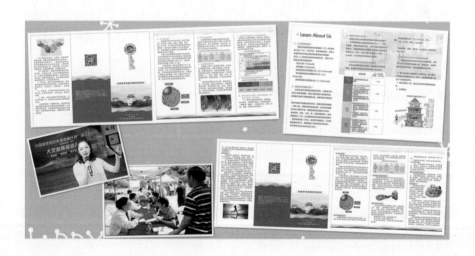

7

血脂异常社区综合防治工作流程

四、初步成效

1. 掌握流行病学资料

通过筛查，初步了解全省血脂异常的总体患病情况以及危险分层分布情况，获得宝贵的第一手流行病学的资料，有助于"因地制宜"地制定策略，实现精细化管理。

2. 形成综合防治网络体系

通过项目实施，形成以政府主导，省、市、县联动，覆盖到社区，实现技术传输、双向互动、医防结合，全方位、多角度地建设血脂异常综合防治体系。

3. 制定个体化综合治疗决策

在血脂异常管理网络平台上，系统可以自动实现人群分类、危险分层、随访内容和时间提醒等。特别是 ASCVD 风险评估模块，由计算机根据获取的患者信息预测其未来 10 年 ASCVD 风险及余生危险，助力临床医生快速预测和识别不同危险分层的患者（极高危、高危、中危、低危），解决基层难点问题，提高精准诊疗，制定个体化的综合治疗决策。同时评估结果以简单、易懂、直观的报告提供给患者，包括患者基本信息、风险评估结果、主要危险因素的检测结果和指南推荐的目标值，以及特定的健康科普教育信息，便于医患之间对风险的沟通，容易得到患者配合，提高依从性和治疗效果，最大程度降低心血管疾病发生或复发风险。

4. 推广基层血脂筛查手段

项目实施过程中，通过快速血脂检测和血清血脂检测进行对比，发现快速血脂检测特异性好、操作简便、即刻报告，可作为基层筛查的方法推广应用，有利于提高血脂异常人群知晓率。

5. 形成基层适宜技术规范

结合慢病防控经验以及基层适宜的血脂异常防治技术，邀请全国专家、社区专家讨论形成基层适宜的技术规范；联合《中国成人血脂异常防治指南（2016 年修订版）》编写专家制定了适合基层应用的培训教材。针对基层医务人员进行规范化管理及技能培训，使基层医生的专业知识水平及管理能力得到明显提高，从而提升社区卫生服务中心的服务能力。

6. 提高血脂异常知晓率

在 2017 年 9 月"世界心脏日"之际，组织开展"六城联动"（杭州、宁波、温州、丽水、湖州、衢州）大型血脂检测和胆固醇教育活动，通过电台、电视、纸媒、微信等多种形式倡导公众管理血脂、预防心梗。同时，根据指南新颁布的知识要点，结合高血压自我教育的

9

经验，制定基层患者教育课件及宣传资料，提高血脂异常的知晓率，帮助患者养成健康的生活方式，改善治疗依从性。

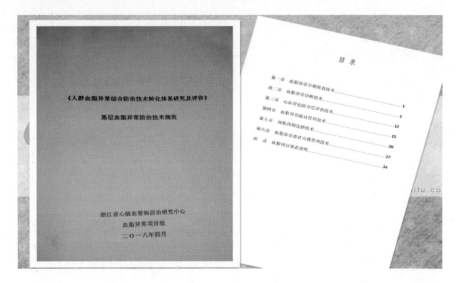

✅ 五、存在问题

项目实施取得初步成效，但尚存在一些问题。主要表现在以下几方面：

1. 工作效果尚未给予系统的评价

除了防治效果等方面的评价外，客观卫生经济学的评价尤为重要。

2. 缺乏全省统一的网络平台

一些适合基层应用的可行性技术，由于缺乏平台没有做到有效的信息化推动。

3. 基层慢病管理人员配备不足

基层慢病管理的一个"痛点"就是基层医务人员比例低，业务能力参差不齐，知识掌握运用能力尚需在实践中积累临床经验，以提高防治能力和效果，尤其是自我管理能力的专业培训。

六、防治建议

1. 社会共管

可积极引入社会力量共同参与慢病管理，有效利用护士、社工人员等作为健康管理员协助开展工作，也可让健康管理公司、企业等积极参与，群策群力，共同创造良好的健康促进环境。

2. 信息支撑

信息系统的建设，强调计算机辅助慢性病诊疗决策系统的支撑，减轻基层医务人员的学习记忆难度，实现防治技术通过信息化手段转化，保持基层的血脂异常管理的同质化。

【评语】

为了探索一个适宜基层的血脂异常防治模式，浙江省选择11个有基础的地区开展试点，针对重点环节精细设计，方案严谨、技术性强。项目开展至今，已经建立起网络平台，获得更为详细的数据和信息，筛选适用于基层的血脂筛查手段，形成了血脂异常管理技术规范和培训教材。同时还运用慢病防控经验以及基层适宜的防治技术，积极开展大众健康教育，管理成效初步显现。浙江的特点在于整体有规划、行动有目标、实施有手段、结果有监测，在精细和精准上做文章，把工作落到了实处。

11

将血脂管理纳入基本公共卫生管理
严防青岛心血管疾病高发

山东省青岛市第三人民医院

心脑血管疾病防控的关键是高危人群的早期筛查与干预管理，这是成本—效益很高的防控项目，而三大主要危险因素中的血脂异常却远没有高血压、糖尿病那样得到足够的重视。为此，不容血脂短板"拖后腿"的"三高共管"防治目标，探索区域化干预模式，将血脂管理纳入现有基本公共卫生服务项目中的高血压、糖尿病管理体系，实现"三高共管"，弥补血脂"短板"成为有效防控动脉粥样硬化性心血管病（ASCVD）的又一个有力武器。2017年青岛市参照国家和省级卫计委基本公共卫生服务工作要求，实施"三高共管"项目，突出精细化管理和信息化升级，积极推进项目落实，全面完成了各项指标，针对高脂血症等"三高"的慢病工作日益完善。

一、启动项目，向血脂异常等心脑血管疾病"宣战"

青岛是一个美丽的海滨城市，这里的"红瓦绿树，碧海蓝天"享誉全国，每年8月的青岛国际啤酒节吸引八方来客、闻名海内外。当人们畅享海鲜美酒的同时，"啤酒肚""血脂异常"也悄然而至。青岛心脑血管疾病发病位居全国前列，其中血脂异常做出了突出的"贡献"。2015年青岛市卫计委开始对青岛社区人群进行了血脂异常等心脑血管疾病高危因素的普查及管理，发现血脂异常检出率呈高发状态。

以此为契机，青岛市实施"三高共管"项目，确定拟解决的问题：一是探索以区域化平台建设和健康教育和健康促进为基本手段，从控制心血管疾病危险因素、防治结合和患者规范化管理入手，建立以个体化的血脂异常患者管理为主要措施的区域化血脂异常防治模式。二是以低密度脂蛋白胆固醇（LDL-C）或总胆固醇（TC）升高为特点的血脂异常是ASCVD重要的危险因素，提出以LDL-C为靶点进行精准血脂控制。三是鼓励民众采取健康的生活方式是防治血脂异常和ASCVD的基本策略。四是对血脂异常患者，防治重点是提高血脂异常的知晓率、治疗率和控制率。

二、全面发力，确保项目实施落实

1. 财政投入给项目提供了有力支持

2015年青岛市卫计委成立了慢病管理工作小组，由心内科专家制定了包括《青岛市血脂异常防治规范》在内的慢病管理防治相关规范，且每年在原卫计委的组织下举行多次研讨会，以保障项目逐步完善及实施的可持续发展性。2017年度青岛市基本公共卫生服务经费财政预算总额达49902万元，用于高血压、糖尿病和高脂血症患者的健康管理及建立居民健康档案、健康教育等方面。2017 年在开展的家庭医生签约服务"三高共管"免费药物政策的项目落实上也离不开青岛市财政的大力支持。

2. 创新管理服务模式

全面升级信息平台建设,实现就医管理"三融合"。实行机构名称、平台操作人员、服务对象和医疗服务人员实名制,推进基层门诊电子病历建设。通过家庭医生签约服务系统形成签约地图和居民健康管理计划。

政策配套夯实服务基础,建立签约服务包括血脂异常在内的"三高共管"新机制。出台工作方案及 7 个配套文件,创新包括血脂管理在内的"三高共管"基层服务机制。对高脂血症、高血压和糖尿病患者统筹管理,提供分层分级的签约服务项目,建立部分慢病患者免费服药政策,并向部分患者免费提供七种基本药物,在医保报销后个人自负部分分别由医保和财政负担。

3. 宣教先行,打好"地基"

在基层社区层面进行"三高"危害的健康宣教成为慢病防治的重中之重。

(1)开展宣传月活动,积极开展健康大讲堂、专家进社区、健康宣传板巡展等系列活动集中宣传。推行"十个一"宣传服务项目,以区市为单位统一印制"65 岁老年人免费健康体检宣传海报"、联系卡、提示卡、机构分布图、宣传板和标语口号等宣传品。

(2)开展慢病教育下社区活动,针对青岛市社区人群主要心血管危险因素,特别是血脂异常知晓率低的问题,联合卫生院等社区基层医疗单位,定期举办讲座,每季度不少于一次,将如何防控高血脂、高血糖和高血压作为重点推广内容。各三级医院组织专家到社区坐诊,提高基层诊治水平,举办"党员活动"下社区,定期为老百姓义诊、宣教健康的生活方式。

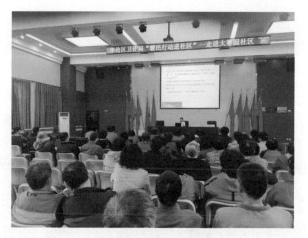

为社区居民开展的健康讲座

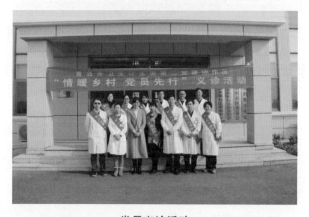

党员义诊活动

15

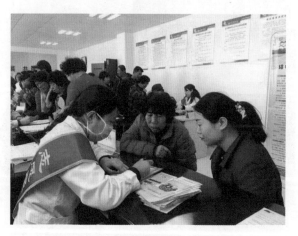

义诊及宣教

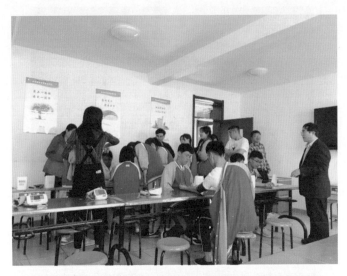

给学校的青少年义务进行心血管疾病的查体，提高知晓率

（3）扩展传播途径，充分利用微信平台等互联网技术传播胆固醇管理知识。如"微信公众号"这一与时俱进的宣传手段，通过"青岛市卫生计生官微""青岛市新闻网健康"等宣传平台进行慢病知识的宣传，医护人员也通过"微信"传播慢病管理的健康小知识。同时通过发放健康教育处方、健康手册、播放音像资料，设置健康

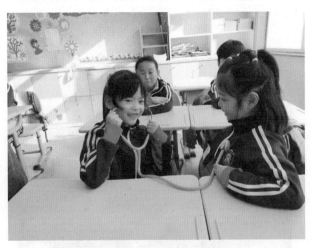

为小学生普及健康知识，了解心脏及血液的组成

教育宣传栏、开展健康知识讲座、举办健康教育咨询活动，并进行个体化健康教育等多种形式，为辖区居民提供健康教育信息和咨询服务。

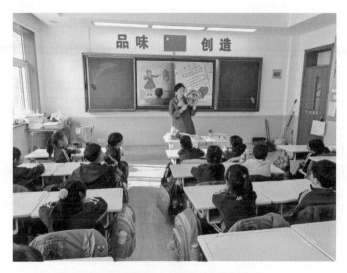

为小学生科普人体心血管循环系统

（4）2016 年在青岛市卫计委的大力支持下，举办了覆盖全市的社区医师慢病管理知识培训，由慢病小组医疗专家为社区医生进行专项培训，针对"三高"特别是"血脂异常"的筛查及管理、ASCVD 的诊治，进行全方位的授课，参加人员达到上千人次。

17

（5）2017 年根据《国家基本公共卫生服务规范（第 3 版）》，结合青岛市实际，印发《青岛市国家基本公共卫生服务项目技术指导方案（2017 年版）》，举办了包括"三高共管"在内的基本公共卫生服务项目管理、2017 版规范师资培训等各类培训班，覆盖全市所有基层医疗卫生机构，对各相关人员进行了服务规范及服务技能的培训，有效提高了基层人员服务水平。

4. 明确考核方法和内容、规范制定

青岛市卫健委于 2017 年 12 月举办了家庭医生签约服务"三高公管"暨免费治疗药物政策研讨会，印发了《青岛市家庭医生签约服务绩效考核指导意见》的通知，对实施家庭医生签约服务的基层医疗卫生服务机构（包括社区卫生服务中心、社区卫生服务站、镇街卫生院、规划内村卫生室），及其参与家庭医生签约服务工作的家庭医生团队成员进行考核。

（1）考核方法：实施分级考核。市卫健委负责对区市家庭医生签约服务总体工作进行综合考核评价；区市负责对辖区内基层医疗卫生机构、家庭医生团队、家庭医生的签约服务工作进行考核；基层医疗机构内部建立对家庭医生团队和家庭医生工作的考核；家庭医生团队长承担对团队成员的考核。考核实行定期与不定期相结合，多形式多途径综合考核评价，倡导第三方考评。

（2）考核内容：设置为总体指标和工作指标。总体指标包括签约指标、控制指标、质量指标、执行指标、满意指标等，工作指标包括重点人群签约服务落实指标、效果控制和健康干预等。

（3）规范的制定：由青岛市第三人民医院制定完善了《青岛市血脂异常防治规范》，明确血脂异常防治管理具体内容的考核指标，包括血脂异常患者管理率、规范管理率、管理人群血脂异常控制率等。以及血脂筛查工作的考核指标，包括血脂异常检出率和血脂异常知晓率。有待尽快指导血脂管理的业务考核。

5. 清晰慢病管理流程

（1）对血脂检测异常患者，进入血脂管理路径。对于高血压及糖尿病的患者，血脂控制标准不同，进行区别管理。

18

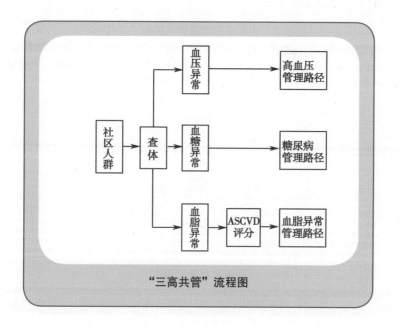

"三高共管"流程图

（2）根据 ASCVD 危险分层进行血脂异常的分级管理。

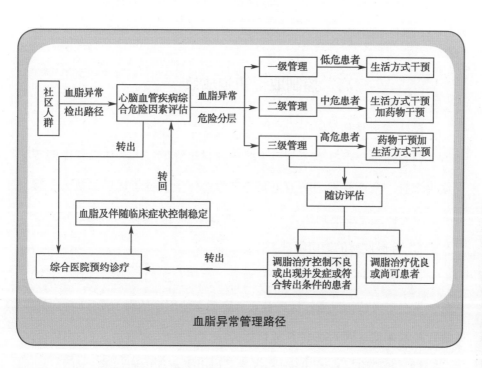

血脂异常管理路径

19

分级管理内容见下表。

血脂异常分级管理内容

项目／分级管理	一级管理	二级管理	三级管理
ASCVD 危险分层	极高危	高危	中危、低危
建立健康档案	立即	立即	立即
饮食及非药物治疗	立即	立即	立即
血脂检查	3 个月	3~6 个月	6 个月
药物治疗	立即	生活方式干预后复查血脂不达标者	生活方式干预后复查血脂不达标者

危险等级划分见下表。

血脂异常危险等级

危险等级	LDL–C	非 –HDL–C
低危、中危	<3.4mmol/L	<4.1mmol/L
高危	<2.6mmol/L	<3.4mmol/L
极高危	<1.8mmol/L	<2.6mmol/L

三、"三高"控制取得初步成效

1. 工作成果初显

（1）通过全市基本公共卫生服务项目年终第三方考核满意度调查结果来看，全市基本公共卫生服务工作总体上得到了居民的认可，服务对象总体满意度达到 97.5%，其中满意度较高的服务项目是老年人及"三高"等慢性病的健康管理工作。

（2）健康档案动态使用率和血脂、血压和血糖控制率达到任务指标。从全市考核情况看，居民健康档案动态使用率达到 55% 以上，"三高"控制率均达到 45% 的任务指标。

（3）2017 年，全市共完成 65 岁及以上老年人健康体检 754026 名。

2017 年累计管理高血压患者 743190 人，糖尿病患者 288371 人，所有患者均需进行血脂异常筛查，规范管理率均达到了 60% 以上，血脂、血压和血糖综合控制率达到 45% 以上。

2. 居民健康发生变化

（1）青岛市崂山区北宅街道 2016—2017 年老年居民血脂情况变化：青岛市崂山区北宅街道是"三高共管"慢病管理的试点地区，2016 年开始开展工作，通过 2016 年及 2017 年的血脂检测工作，提高了居民的血脂异常知晓率，积极进行健康宣教，在饮食、生活习惯等方面加强管理后，居民血脂异常呈现出下降趋势。

青岛市崂山区北宅街道 60 岁以上老年人血脂检测统计概况

时间（年）	参检人数	总胆固醇异常人数 / 占比 %	低密度脂蛋白异常人数 / 占比 %	甘油三酯异常人数 / 占比 %	血脂异常检出率 %
2016	5217	1598/30.65%	3093/59.33%	1003/19.23%	67.66%
2017	5882	1470/24.99%	2928/49.78%	1353/23.00%	61.80%

（2）2016—2017 年对 65 岁以上人群进行慢病管理，其中"血脂管理"作为高血压、糖尿病和心脑血管疾病患者必不可少的管理内容。

2016—2017 年青岛地区 65 岁以上老年居民主要慢病管理现状

管理项目	2016 年管理人数	2016 年管理率	2017 年管理人数	2017 年管理率
高血压	296537	90.90%	304192	91.46%
糖尿病	114025	68.66%	123586	65.55%
脑卒中	19581	83.95%	24694	84.77%
冠心病	64780	79.38%	78590	86.90%

3. 2017 年青岛市开展"三高共管"项目中高血压和糖尿病管理情况统计见下表。

21

2017 年青岛市高血压和糖尿病管理情况统计表

单位：人	高血压	2 型糖尿病
估算总患病数	1853208	713338
新发患病数	58391	35591
管理人数	738949	298494
管理率	39.87%	41.84%
规范管理人数	583397	226172
规范管理率	78.95%	75.77%

四、管理有待提升防控任重道远

青岛市通过实施"三高共管"项目，积极推进项目落实，全面完成了各项指标，高脂血症等"三高"的慢病工作初步显示成效。但仍有不少问题亟待解决。

1. 慢病工作的组织管理有待进一步加强，特别是血脂项目管理需进一步强化，使其地位等同于高血压和糖尿病；信息化建设、信息化服务领域有待进一步推进；队伍建设、服务能力有待提高；继续强化宣传教育、动员社会参与；强化监督考核，促进工作落实。

2. 血脂异常知晓率有待进一步提高，血脂筛查年龄节点的提前，尤其中青年人群，甚至合并肥胖、家族遗传高脂血症等特殊疾病的青少年和儿童人群。

3. 无论是基层医疗机构还是大型综合性医院，继发性高脂血症的认知仍然不足。

4. "三高"危害知识知晓率的提升，以及健康的饮食及运动等生活方式的提倡还有很多宣传工作要做，任重而道远。

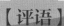

【评语】

　　"三高"人群往往"相伴相随"，开展"三高共管"特别符合心血管病风险综合控制原理和节省成本的卫生经济学原则。青岛的工作不仅认识到位，而且相关工作从政策资源上落实，制定了《青岛市国家基本公共卫生服务项目技术指导方案（2017年版）》，使"三高共管"的实施有了经费的保障。

　　青岛的工作还紧密结合原有的国家基本公共卫生服务项目，实现了国家公共卫生服务的"拔高"，既节省了公共卫生服务资源，又明显提高了国家基本公共卫生服务质量。高血压和糖尿病患者均进行血脂异常筛查，"三高"患者规范管理率均达到了60%以上，综合控制率达到45%。

依托健康城市大数据
探索精准管理心血管疾病模式

宜昌市疾病预防控制中心

📋 一、背景

伴随着社会经济的发展、人口老龄化进程加快，宜昌市慢性病发病人数快速增长，心脑血管疾病、呼吸系统疾病、肿瘤、高血压、糖尿病和肥胖等慢性病上升为影响居民健康和生命质量的主要疾病。

另外慢性非传染性疾病监测与防治网络不健全，防、治、管分离；跨行业和部门的信息缺乏整合，难以形成防控合力；慢性非传染性疾病服务水平不能满足人民群众日益增长的健康需求。

为此，2014年宜昌市委、市政府抓住国家"智慧城市"和"健康城市"建设机遇，提出建设康养之城，以医疗服务信息互联互通、共享利用，建立和完善心血管疾病、肥胖等慢性病、传染病、重大公共卫生等健康信息监测体系，加大慢性疾病全程防控力度，努力实现全人群、全生命周期的健康与疾病的监测、评估和干预的动态管理，打造"智慧健康宜昌"。

二、实施过程

在宜昌市"智慧城市"、"健康城市"建设互联网＋、大数据条件下的人口健康大数据平台的基础上，构建个人全生命周期的动态电子健康档案。疾控中心、专病防治中心、综合性医院、基层社区卫生服务机构共同对心血管疾病、肥胖、高脂血症等慢性病患者和高危人群开展全程健康管理，实现三医联动、医防整合，全专结合，三网融合的心血管疾病、肥胖和高脂血症等慢性病的全过程智能管理。

（一）以"信息惠民国家试点城市"为契机，整体谋划建设架构

2014年6月，宜昌市被列为信息惠民国家试点城市。宜昌市委、市政府结合信息惠民国家试点城市要求，启动了"智慧宜昌"建设，相继出台相关政策，明确提出要建设智慧医疗的惠民平台。市政府明确了各部门的职责与任务，各部门在市政府的统一领导和组织下，推进心血管疾病、肥胖和高脂血症等慢性病全程管理。

1. 市卫生计生委积极与医保部门联系协调，推进慢性病医保政策的跟进，同时部署市直医疗单位、各县市区卫计局心血管疾病、其他慢性病全程管理信息实现互联共享。

2. 市直医疗单位提供门诊预约挂号信息，共享专科医生电子处方，畅通双向转诊通道。

3. 市健康管理中心与国家慢性病中心、大学研究团队、企业协调沟通，部署健康评估模块，享用健康教育资源库和智能辅助诊断系统，

25

搭建健康服务产业接入平台。

4. 各县市区卫计局负责辖区社区卫生服务机构心血管疾病、其他慢性病全程健康管理的实施和督导。

5. 社保部门推进心血管疾病、肥胖和高脂血症等慢性病健康管理的医保政策跟进，鼓励和引导患者到基层社区卫生服务机构就诊，与此同时制定慢性病长处方药品目录。

平台搭建的目的是促进优质资源共享和卫生服务普惠，建立完善电子病历、电子健康档案，逐步实现全市范围跨机构、跨区域和跨卫生业务的健康信息、就诊信息共享，逐步建立居民健康医疗信息跨机构、跨区域的共享机制。

（二）探索新型智慧健康城市宜昌一体化建设新路径

2015—2016 年，作为平台搭建阶段，市政府投入数亿元，在宜昌市政府智慧城市建设办公室和宜昌市卫计委的指导下，采用一体化思维，并运用云计算、大数据、移动互联网和物联网技术，在宜昌市城区进行智慧健康医疗的实践探索。

在此阶段，经初步探索，建立了具有宜昌特色的网格综合采集、部门交换共享城市大数据体系，建立了完备的数据网格综合动态采集、部门共享交换、关联比对、核查修正、一数一源等工作机制，打通了网格人口、健康档案、诊疗服务等信息库，对接了空间地理、医保支付和空气质量等部门数据库，有效实现了 30 个部门无条件交换的人口健康信息采集、互联互通和分析利用。

宜昌市完成了健康大数据建设框架，搭建了健康管理大数据中心和基本公共卫生服务平台、居民电子健康档案库，完成了诊疗服务信息的标准化采集，实现了一数一源的网格人口信息与健康医疗信息的互联共享、关联比对与核查修正。

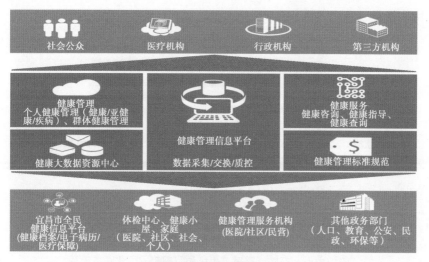

健康管理信息平台框架

信息平台覆盖城区及 9 个县市区，每日采集六大类数据数百万条，已存储数据近数十亿条，为有效、精准地开展全人群、全生命周期的健康管理服务奠定了坚实的基础。

（三）构建心血管疾病、肥胖和高脂血症等慢性病防控"智能报管一体化"系统

2016—2017 年，在中国疾病预防控制中心慢性病防治中心的指导下，整合城市网格化管理信息资源。在城区全面实施基于健康检测指标、临床病案规范化、自动化和智能化为一体的重点疾病"智能报管一体化"系统，为疾病监测、报告打通了信息化通道。

在此阶段，宜昌市还开发了家庭医生电子签约服务系统，构建了高血压、糖尿病自动报告病例库，搭建了心血管疾病、肥胖、高脂血症等慢性病及基层重点服务对象（65 岁以上老年人、孕产妇、新生儿）自动分拣管理系统，开发了心血管疾病、肥胖、高脂血症等慢性病社区管理移动客户端，探索了智能健康监测设备在慢性病管理中的应用，并依托健康大数据开展基本公共卫生服务项目的评

27

价和考核。

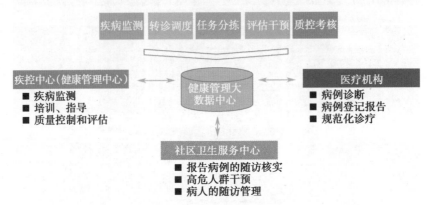

"疾控中心、医院、基层卫生机构"报管一体化业务流程

具体做法是：

1. 构建心血管疾病、肥胖和高脂血症等慢性病智能监测、报告

在现有基于诊疗终端实现慢性疾病智能报告及动态健康档案基础上，加大信息采集和数据关联运用，建立单一或多因素健康危险因素监测系统，数据清洗和提取系统，构建基于数据资源管理库的疾病发现和报告系统。根据发现和报告疾病，进一步整合政务数据和社会数据，实现对疾病监测范围的扩展，建立精准的疾病趋势和控制预测模型。

2. 开展心血管疾病、肥胖和高脂血症等慢性病的智能自动分拣和全程管理服务

整合网格人口库、空间地理信息库、诊疗资源库，推广智能穿戴设备和手机 APP 运用，完善慢性疾病分拣及信息推送、关联系统，畅通上下转诊、全专互联信息通道，开发集诊疗、健康服务供给方、需求方和保障方为一体的健康服务共享平台，拉动健康服务业发展。

（四）功能完善：开展精准的慢性病患者健康管理与服务

2017—2018 年，作为功能完善阶段，市政府利用大数据、人工智

能技术开展慢性病智能辅助诊疗、智能随访、智能监测和电子处方等应用，推行慢性病全程智能管理。

在此阶段，为进一步畅通心血管疾病、其他慢性病全程管理的各个环节，完善宜昌特色大数据＋人工智能、物联网等先进技术理念的健康服务共享平台，开发了心血管疾病、糖尿病、肥胖等慢性病辅助诊疗管理系统，并依托"市民E家"手机APP完成了心血管疾病、肥胖、高脂血症等风险评估与健康教育知识的分类推送与干预，并结合健康管理大数据分析强化数据质量。

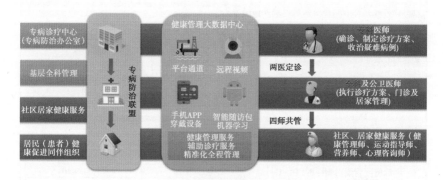

健康服务共享平台

具体做法是：

1. 构建心血管疾病、糖尿病等慢性病的智能辅助诊疗

强化"市民E家"APP诊疗辅助功能开发，实现预约挂号、家庭医生、专科医生、检查检验、住院、结算等功能，开通全专就医绿色通道。构建动态病案与基层社区卫生服务机构接诊子平台智能辅助诊断子系统，便于全科医生规范化诊疗，确保基层临床专业水平。

2. 实现心血管疾病、糖尿病、肥胖和高脂血症等慢性病的智能干预

建立健康促进资源库，构建运动、饮食、心理和生活方式等综合干预平台，打造动态、个性化、通俗化健康促进服务链，完善咨询、问卷和分段式风险评估及干预路径，促使心血管疾病、糖尿病、高脂

29

血症等慢性病患者主动践行健康生活方式。

动脉粥样硬化性心脑血管疾病风险评估报告

基本信息

姓名：	身高：168cm	血压：133/80mmHg
性别：男	体重：67kg	降压治疗：是
年龄：71岁	体重指数(体重/身高²)：23.7kg/m²	吸烟：不吸烟

动脉粥样硬化性心脑血管疾病风险评估相关临床诊断

1）高血压病　　　　　　2）糖尿病

实验室检查(检测时间：2019年01月08日)

总胆固醇TC：3.8mmol/L　　　　低密度脂蛋白胆固醇LDL-C：2.4mmol/L

高密度脂蛋白胆固醇HDL-C：0.9mmol/L　　甘油三酯TG：0.9mmol/L

动脉粥样硬化性心脑血管疾病风险评估结果

● 您十年内患冠心病、脑梗死等动脉粥样硬化疾病的风险为≥10%

● 您目前属于冠心病、脑梗死等动脉粥样硬化疾病的高危人群

● 您的心脏年龄是82岁

极高危人群

高危人群

中危人群

低危人群

主要危险因素及建议

您的心脑血管疾病主要危险因素及理想目标值如下：

主要危险因素	您的结果	您的理想目标值
低密度脂蛋白胆固醇LDL-C	2.4mmol/L	<2.6mmol/L
血压	133/80mmHg	<130/80mmHg
空腹血糖GLU	4.8mmol/L	4.4~7.0mmol/L
体重指数	23.7kg/m²	18.5~23.9kg/m²

只能辅助诊疗和风险评估

三、建设成效

（一）精准发现

通过慢性病自动监测报告，有效提高了重点慢性病患者的发现登记率。患者信息经过网格人口库的比对，基本信息更加准确。截至2017年12月31日，自动监测报告覆盖了宜昌城区所有143家公立医疗机构，自动监测报告统计结果：城区高血压患者82863例、糖尿病患者19001例，城区高血压、糖尿病发现病例登记报告率达100%。

报告显示，城区各机关及企事业单位职工健康体检人群中，肥胖患病率为 11.12%，高脂血症患病率为 25.5%。各医疗机构健康管理中心以定期健康体检为手段，实施健康管理和健康促进，通过合理膳食和适当运动，干预肥胖和高脂血症人群的体重和血脂，必要时辅予药物治疗。

（二）精准跟踪

通过自动分拣调度，基层 23 家单位实时掌握辖区内高血压、糖尿病等慢性病患者数，实现动态跟踪管理，有效提高了高血压、糖尿病等慢性病患者的随访管理率。截至 2017 年 12 月 31 日，通过自动分拣调度系统，宜昌市全市高血压患者 30.2 万人，规范管理率 84%，控制率 75%；糖尿病 7.1 万人，规范管理率 87%，控制率 68%。高脂血症共计 25757 人，但目前高脂血症还没有开展健康管理。

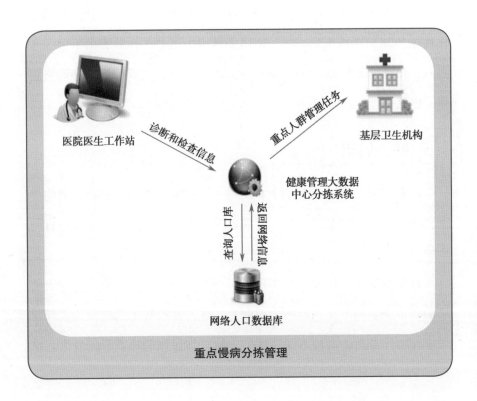

重点慢病分拣管理

（三）精准服务

慢性病全程智能管理覆盖城区所有公立医疗机构，覆盖人群达 60 万。社区慢病管理随访中，慢病管理移动客户端的应用，加强了患者随访管理的及时性，提升了社区随访管理效率和数据收集效率。智能健康监测设备的应用，提升了患者的自我健康管理意识和能力，搭建了患者与社区随访管理医生联系的桥梁。"市民 E 家"的应用，搭建了慢病患者健康教育互动平台，促进了慢病患者行为方式的改变；辅助诊疗系统提高了基层全科医生的诊疗能力。由于服务手段的增强，就为患者提供了更精准的、个性化的诊疗服务。

（四）精准考核

2017 年起原卫计委开展基于信息化的基层卫生考核工作，考核了 128 家基层卫生机构。考核时间由原来的 30 天缩减到现在 5 天。依托健康大数据后台生成的工作数据更加真实有效，基于真实数据开展工作质量控制与考核更加高效，基层公共卫生服务工作管理水平进一步提高，由此为基层基本公共服务政策实施动态化监管、评估和调整提供了依据。

四、展望

1. 促进政务数据与社会数据的融合，结合个人电子健康档案与个人移动互联网、物联网数据，开展动态、分类、个性化的健康教育与干预。

宜昌市依托市民卡已经实现了"一人一卡，一人一档"的健康信息动态采集，同时与互联网公司合作，推广普及智能监测设备，构建健康知识库系统，利用人工智能的手段，为慢性病患者提供分类、动态、个性化的健康教育与干预。

2. 进一步开发心血管疾病手机应用客户端，打通智能监测设备监测数据，依托手机客户端完成心血管疾病患者的远程随访管理。

宜昌市健康管理大数据中心搭建了健康管理服务的平台，通过健康管理大数据中心完成了健康管理数据的采集、分析和利用。智能健康监测数据同步到心血管疾病、其他慢性病患者手机客户端和健康管理大数据中心。基层全科医生综合智能监测结果、慢病患者自我健康信息填写和个人健康档案同步进入健康管理大数据中心，因此完成了心血管疾病、其他慢性病的远程随访管理。

3. 开发心血管疾病、糖尿病、高脂血症等慢性病管理长处方与电子药盒管理系统，提升患者的治疗依从性。

（1）慢性病智能药品物流配送：建立中央智能药品配送中心，畅通药品物流配送路径，跟进医师执业及医保政策调整等措施，推广心血管疾病智能药盒的使用，开发心血管疾病长处方智能管理系统，服务于慢性病患者居家及门诊用药管理。

（2）建立电子处方管理体系，推行心血管疾病、其他慢性病"长处方"管理：结合市民卡应用，简化购药及医保支付流程。以医保政策支持，方便心血管疾病、其他慢性病患者就近获得处方药。实现心血管疾病处方药品数字化监督管理，控制套刷医保现象。推行心血管疾病、其他慢性病"长处方"管理模式，降低患者的月人均就诊次数，减少患者就医往返次数，改善患者就医体验，避免门诊多科室挂号的情况发生，使慢性病患者就诊更加有序、合理。

4. 促进心血管疾病、其他慢性病智能行为。

探索商业保险促进健康行为形成路径，利用大数据推出健康依从等险种，促进良好行为习惯养成，改善健康干预效果。

33

【评语】

　　本文从宏观上详细介绍了宜昌市基于健康城市大数据的心血管疾病的精准管理模式。在政府支持下，依托互联网＋大数据的人口健康大数据平台，构建全人群、全生命周期的动态电子健康档案，是这一模式的亮点，也可能是未来健康管理的大趋势，对其他城市或许有借鉴和推广的意义。

　　建议针对血脂异常干预和监测数据进行分类统计、挖掘、分析和利用，以利于有针对性地对人群做出干预，这也是大数据建设赋予的意义所在。

打造血脂管理"鄞州模式"
扎实促进公众健康

鄞州区疾控中心　鄞州区心防办

随着社会经济高速发展，人民生活方式的变化，生活节奏加快，以心脑血管疾病为代表的慢性病已严重威胁到广大人民的身体健康。为有效推动血脂管理，近年来鄞州区因地制宜，创新推出"四位一体"、"自我管理"、"健康管家服务"和"多元化管理"等一系列措施。

在这些管理措施推动下，2011年12月，鄞州区被评为首批国家慢性病综合防控示范区，并于2017年国家示范区复评中再次受到国家卫健委通报表扬，而高血脂管理的"鄞州模式"作为示范区评选的创新案例起到关键作用。

鄞州区地处浙江东部沿海，是宁波市最大的市辖区域。全区总面积1381平方公里，下辖18个镇（乡）、5个街道，人口约80万。该区在政府领导下，以社区卫生服务中心为平台，以社区服务站为网点，

35

配备了血脂管理的公共卫生专职人员，借助信息化管理辅助工具，通过上门、定点、电话和门诊等方式开展血脂异常患者随访管理的服务模式，并率先在整个宁波市全面推开信息数字化管理的应用。几年来，在区政府的高度重视下，辖区内为高脂血症患者管理投入了大量的人力和物力，人员上配备了足够的公共卫生和责任医生专职人员，做到了每个乡镇卫生院至少1名管理人员，每个社区卫生服务站至少1名血脂管理专职人员，达到患者管理全覆盖。通过几年来的管理，效果逐渐显现，到目前为止，全区高血脂管理人数为15574人，规范管理率85.5%，区域卫生信息管理平台显示血脂异常控制率达到32%，心脑血管疾病的发病率和死亡率得到有效控制和降低。

主要做法如下：

一、"四位一体"，实现管理全覆盖

"四位"即政府、疾控、医院和社区。"四位一体"就是在疾病预防控制中心的综合协调下，不断探索和建立以政府为政策财力支撑，综合医院为技术指导，社区卫生服务中心为主要实施力量的城乡高血脂管理模式。

健全的管理网络是高血脂管理的基础。

面对高血脂防控的严峻形势，鄞州区制定了符合自身特色的高血脂管理工作方案，并大力贯彻落实预防控制工作规范要求，因地制宜，逐步推出了"四位一体"的管理模式，实现了全区血脂管理的全覆盖。

鄞州区率先成立了以高血压、糖尿病和高血脂等慢性病综合防控工作领导小组，由分管副区长任组长，发改委、宣传部、卫生局、体育局和教育局等17个职能部门为成员，建立了多部门协调制度，明确各部门职责分工，定期召开工作会议，协调解决防控重点、难点问题。同时还成立了区高血脂防治工作专家指导小组，负责对全区社区高血脂防控工作的业务指导。在政府政策的支持下，实现了将血脂检测纳入常规体检项目，血脂检测也已经纳入了学生健康体检中。

四位一体的管理有力地推动了鄞州区血脂异常管理的网底平台建设。近年来，鄞州区投入大量资金，建立了标准化社区卫生服务中心 20 家，高标准社区卫生服务站 200 多家，形成了以区疾控中心和区综合性医院为技术支撑、社区卫生服务中心为工作平台、社区卫生服务站为实施力量的三级防控网络，实现了辖区内管理服务的全覆盖。

二、"健康管家"与"自我管理"双管齐下

鄞州区一手抓"他管"，通过组建"健康促进员"队伍，开展血脂随访和管理；另一手抓"自管"，借助"健康小屋""健康俱乐部""健康讲座"和"健康自我管理小组"等形式，大力倡导健康的生活方式，减少高血脂的发生。

（一）健康促进员

"健康促进员"，也称"健康管家"，就是通过建立一支专业医疗队伍，对高血脂实行专职化干预和管理。近些年，通过定向招聘，鄞州区有 200 多名大专以上学历的专职"健康促进员"充实在各社区卫生服务站。"健康促进员"先为每位患者建立了一个高血脂档案，然后通过定期上门随访等形式，干预患者生活方式，帮助患者改善饮食、加强健康管理；还会定期通知患者参加一些疾病预防、康复等方面的健康讲座。

"健康促进员"随访遵循"分级入户"的原则，即：1 级管理要求

每 6 个月随访 1 次；2 级管理要求每 3 个月随访 1 次；3 级管理要求每 2 个月随访 1 次。社区医生通过有针对性的治疗，与观察、控制饮食、运动等健康干预有机结合。

"健康促进员"全程服务高脂血症患者的所有三级防控。鄞州区 2018 年针对"三高"人群患者免费开展一年一次的颈动脉斑块超声检测，以通过有针对性开展早诊早治项目，有效减少脑卒中等并发症的发生。

鄞州区同时制定了严格的工作程序和考核制度，强化对"健康促进员"的管理。"健康促进员"必须严守"下村、到站、进室和入户"这一工作程序。其工作量的考核不仅严格，而且还是量化的，直接与绩效奖金挂钩。

"健康促进员"队伍有力地推进了鄞州区的血脂管理，获得了社区患者的好评。

（二）自我管理

高血脂自我管理，即患者个人开展一些预防性或治疗性的卫生保健活动。通过多种形式，使患者在获取相关知识的同时，还可以与专业人员或病友互动交流，从而更有效地引导居民树立良好的健康观念，掌握基础的医疗保健知识，养成文明健康的生活方式。

鄞州区为加强患者自我管理，主要采取四大举措，即搭建自助式健康小屋、发展自我管理小组、免费发放自我管理辅助性工具和反复进行防治知识自我教育等。

三、因地制宜，推动慢病管理"三化"

鄞州区慢病管理有"三化"，即多元化、专职化和信息化。

专职化是指组建专业的队伍，对高血脂实行专职化管理。

多元化是指因地制宜，采取不同的管理模式。鄞州区构成复杂，有城区、农村等多种形态。各地结合自身实际，采取不同的管理措施。城区居民文化水平普遍较高、自我健康管理意识强，多以自我管理为主；城乡接合部相对分散，于是采用"俱乐部"、"健康促进员"等形式，来推动健康管理；农村、山区居民文化水平较低，居住分散，甚至一座山头只有10多户人家，因此推行"流动管理"，定期定时为居民送去医疗健康服务。

城区自我管理、农村"健康促进员"和山区流动慢性病服务站三轮驱动，推动了鄞州区血脂管理的有序、有效性，使得患者的满意度逐年提高。

信息化就是利用信息技术，对高脂血症患者的发现、建档、随访、干预、评价和分析等一系列过程进行智能化操作和统计，并据此对患者进行长期追踪，有效管理。这是鄞州区高血脂管理的一大特色，血脂异常管理工作就是通过区域卫生信息平台信息化监测，发现血脂异常连续多年成为当地居民最常见的前十大慢性病，从而自发启动居民血脂异常综合干预管理工作。

2006年开始，鄞州区以社区为基础开发建立医院诊疗和管理信息系统，之后，逐步拓展到全区24个镇乡医疗单位。2010年，鄞州区领先浙江省建成全区共享的居民医疗卫生数据库，将分散在各个医疗单位的诊疗与健康信息整合成贯穿居民一生的电子健康档案。以此为基础，近80万的鄞州居民享有了一个疾病防治的"智慧平台"。

信息化的管理，有效提高了鄞州高血脂的建档率和规范管理率，实现了鄞州血脂"智慧管理"的新模式。

39

四、"鄞州模式"实施 5 年效果

通过监测系统发现，鄞州区脑卒中死亡率近几年来出现明显下降趋势，2008 年鄞州区脑卒中死亡率为 129.49/10 万，一直下降至 2017 年的 102.01/10 万，10 年来下降了 21.2%。从脑卒中发病率来看，2009—2012 年，发病率由 163.47/10 万上升到 237.70/10 万，增加了 45.40%，达到顶峰，但随后的 2013—2017 年发病率并未出现继续上升，呈现稳定控制状态。这一成果与我区开展了社区层面的人群健康教育和健康促进有关，加强了居民健康体检，实施早期测血脂，提高血脂异常的早发现、早诊断和早治疗，使得"无病早防，有病早医"深入人心；基层卫生服务网底建设、信息化慢性病管理，以及管理模式区域"多元化"等的"鄞州模式"推动，收到了明显的防控效果。

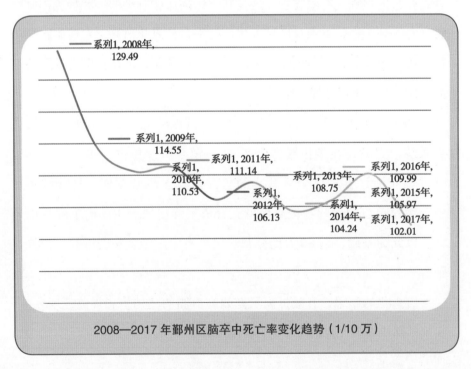

2008—2017 年鄞州区脑卒中死亡率变化趋势（1/10 万）

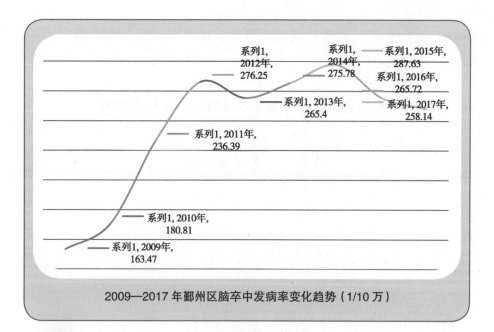

系列1, 2009年, 163.47

系列1, 2010年, 180.81

系列1, 2011年, 236.39

系列1, 2012年, 276.25

系列1, 2013年, 265.4

系列1, 2014年, 275.78

系列1, 2015年, 287.63

系列1, 2016年, 265.72

系列1, 2017年, 258.14

2009—2017 年鄞州区脑卒中发病率变化趋势（1/10 万）

【评语】

血脂异常是我国居民近十年来暴露率增长最快的主要心脑血管疾病危险因素，但国民血脂异常防治意识淡薄。宁波鄞州区的心血管疾病人群防治工作能够借助区域卫生信息平台监测发现血脂异常的普遍暴露状态，自发启动血脂异常的干预管理，体现了基层卫生服务作为居民健康守门人作用，并收到明显的防治成效。

鄞州区的血脂异常防治管理工作是通过主动探索的方式形成具有鲜明特色的血脂异常防治管理模式，开展以"健康促进员"（也称"健康管家"）为纽带的专职化管理，使血脂异常干预管理落到实处。尤其是鄞州区血脂异常干预管理结合地域差异开展多元化管理，实施城区自我管理、农村"健康促进员"和山区流动慢性病服务站三轮驱动管理模式，非常值得点赞和推广。

41

三方共管　三高同管　三措并举管理血脂

成都市卫生健康委员会

一、实施背景

2015 年成都市行为危险因素监测数据显示，成人血脂异常患病率高，为 34.3%；血脂异常知晓率低，为 9.5%，居民对血脂异常的认识、重视程度严重不足。成都市的调查结果显示，高血压、高血糖和血脂异常常合并存在，44.4% 的高血压患者、57.1% 的糖尿病患者血脂异常。成都市 2009 年开始依托基本公共卫生服务对高血压、糖尿病患者进行健康管理，但针对血脂异常的管理相对滞后。

2011 年，成都市开始为签约居民提供基本医疗、公共卫生和约定的健康管理服务。2017 年在成都市成华区 12 个社区卫生服务中心，结合家庭医生签约，开展了成人血脂异常健康管理服务试点工作。

二、措施和做法

（一）三方共管，协作促进

为保障血脂异常健康管理的顺利进行，成都市探索构建了"三方"共管的管理模式，即由管理部门、综合医院及基层医疗机构三方构成的组织机构开展管理，以管理机构牵头，协调管理进展；以综合医院为技术支撑，提高基层管理能力；以基层医疗机构为平台，依托家庭医生实施管理。

三方职责定位：

1. 管理部门

包含行政管理部门和技术管理部门。成都市卫健委、成华区卫计局承担行政管理职能，市（区）疾控中心、成华医疗机构服务中心作为项目管理机构负责项目管理、质量控制和效果评估。

2. 综合医院

成都市第三人民医院（综合性医疗机构）作为技术支撑单位，负责管理技术方案的制定，确定开展血脂管理人群纳入标准、管理方法、管理内容；对基层医疗机构医务人员开展培训，提高医生诊疗和干预能力；对基层医生能力及患者管理工作质量进行考核和督导。

3. 基层医疗机构

由成华区下辖的社区卫生服务中心承担相应工作。基层医疗机构是开展项目的主要实施单位。负责对一般人群的健康宣教、重点人群的管理工作，根据血压、血糖和血脂对重点人群开展综合评判并干预，包含生活方式干预和药物干预等，建立交流机制，及时与患者进行沟通反馈。

43

（二）三措并举，强化干预

采取一般人群健康教育、医务人员培训、重点人群管理三种干预策略共同实施。

1. 一般人群健康教育

以家庭医生签约服务对象为重点目标人群，开展大众宣传。通过编制"关注血脂 拥抱健康"宣传折页、设置健康教育专栏、开展专题讲座和家庭医生个体化健康教育等形式的健康教育宣传活动。在社区播放宣传视频、发放折页，积极利用《新成华报》刊登防治知识、"健康一信通"平台发送健康教育短信等形式开展大众健康教育。

2. 医务人员培训

以综合性医院医生为师资，开展基层医务人员的能力培训。培训内容涵盖血脂管理的意义、血脂管理方案、危险分层、生活方式干预、用药指导和康复治疗等。培训方式包含课堂传授、讨论互动及案例分析等。成立微信、QQ"社区血脂异常管理医务人员群"，实时回答基层医生的问题，给予血脂管理具体操作指导；每两周进行一次医生培训；开展案例分析讨论，由社区家庭医生提供具体管理案例，围绕危险分层、治疗方案等展开分析讨论。

3. 重点人群管理

将基本公共卫生服务项目中管理的高血压和糖尿病患者中伴有血脂异常者纳入管理。将最近一次体检血脂检测 LDL ≥ 1.8mmol/L 和 TC ≥ 3.1mmol/L 以上的高血压、糖尿病患者纳入管理。根据患病情况、LDL-C 检测值、TC 检测值及危险因素危害程度（吸烟、年龄、HDL-C 检测值）将纳入对象分为极高危、高危、中危和低危，共纳入 5266 名患者，其中极高危占 32.26%，高危占 24.5%，中危占 39.3%，低危占 3.93%。根据危险分层分别进行分级管理，追踪随访管理一年时间。

（三）三高同管，提升效率

针对重点人群开展"三高"同管，从管理方案、信息系统改建、家庭医生模式结合、激励机制和督导评估五方面入手，提升管理效率。

1. 制定"三高"管理方案

以《中国成人血脂异常防治指南》为基础，制定针对高血压、糖尿病、高血压合并糖尿病、高血压和（或）糖尿病且伴有 ASCVD 病史患者的"三高"血脂异常健康管理实施方案。依据危险分层开展如下分级管理：

一级管理：针对低危患者社区家庭医生团队每 6 个月随访 1 次，监测血脂、血压、饮食、体重控制情况和生活方式、运动时间，进行健康教育和非药物干预，管理原则主要是生活方式干预。

二级管理：针对中危患者社区家庭医生团队至少每 3 个月随访 1 次，监测血压、血脂、饮食、体重控制情况和生活方式、运动时间，进行健康教育和治疗性生活方式的干预，管理原则是生活方式干预加药物干预。

三级管理：针对高危、极高危患者，由社区家庭医生团队至少每 3 个月随访 1 次，监测病情变化、用药情况等，开展有针对性健康教育和治疗性生活方式的干预，强调规范降脂治疗，注意药物疗效、不良反应和治疗依从性，加强靶器官损害和血脂异常临床并发症的早期监测和诊断，管理原则是药物干预加生活方式干预。

2. 信息系统开发

在"基层医疗卫生信息系统"工作平台中增加血脂管理模块。基层医务人员采用血脂管理模块对患者进行纳入和随访管理，项目管理人员采用模块进行质量控制。信息系统实现：①将在管高血压、糖尿病患者中血脂偏高者自动筛选进入血脂管理模块，同时将生活方式、患病情况、体检结果、服药情况等进行汇总；②依据患病情况、血脂

45

检测值及危险因素数量进行心血管危险评估和分层；③依据分层结果确定随访间隔，设置随访到期提醒功能；④针对不同分层进行不同颜色标识；⑤针对患者危险分层，提供他汀药物治疗剂量的建议；⑥设置后台导出功能，可动态观察和评估管理情况。

3. 与家庭医生签约服务结合

实施血脂异常健康管理与家庭医生签约服务相结合。在选取纳入对象时，优先纳入已签约慢病患者；对符合纳入标准对象未签约的居民，及时纳入签约家庭医生团队管理。将血脂管理与高血压、糖尿病患者管理结合，同步开展健康教育、随访管理等。

4. 建立激励机制

为激发基层医生开展管理工作的积极性，在常规高血压、糖尿病管理的基础上，每增加一位血脂异常患者管理，提供 50 元经费补助。前期按照管理人数拨付 40%，后期按照医生管理的数量、服务质量进行综合评估，依据督导和考核情况拨付后续经费。

5. 把控全程质量评估

开展日常督导。参照基本公共卫生服务管理办法，市卫健委联合市疾控中心、市三医院开展日常督导，每季度在社区现场抽查医生管理情况。了解管理数量、管理质量，通过电话随访了解患者对血脂的知晓情况、依从性和满意度等，评估医生管理质量和效果。通过问卷调查、资料查阅和信息系统资料审核等方法进行基线评估、过程评估和终期评估以了解项目推行情况，并动态掌控项目的进展和管理关键点，及时调整培训方案，推进管理进度，促进管理效果。设置平行对照，将全市未开展血脂管理的区（市）县作为平行对照，调查在管高血压、糖尿病患者的血压、血糖及血脂控制情况、相关危险因素情况及服药情况等，为科学评估管理效果提供参考。

三、初步成效

（一）人群对血脂的认识有了提高

通过一般人群的健康教育，血脂核心知识知晓率由 8% 提升至 33.67%，对基本概念、预防措施、生活方式和药物治疗的认识等均有所提高。健康相关行为中的吸烟率从 17.82% 降至 17.67%，饮酒率从 16.34% 降至 13.67%，身体活动从 48.18% 升至 55.67%。对患者进行膳食评估，发现严重膳食不良（《中国成人血脂异常防治指南（2007）》中的高脂血症患者膳食评价表评估，得分在 6 分以上）比例从 85.97% 降至 75.33%。

（二）医生对血脂防控的认识与能力有了提升

项目初期评估显示社区医生对血脂了解的程度低，理论和实践存在脱节。经过培训，社区医生的配合度、接受度有了提高，对血脂防控的意识、知识的掌握等都有所提升。对"动脉粥样硬化性疾病"的正确认识率由 41% 上升至 90%；他汀药物使用的正确认识率由 32% 升至 91%；他汀药物不良反应的正确认识率由 21% 升至 74%。

（三）重点人群管理初现成效

经过三个季度的随访，管理患者血脂异常率由 32.99% 下降至 31.30%。高胆固醇血症异常率由 11.89% 下降至 9.36%。从入组到最近一次随访血压、血糖的控制达标率都有提高，血压达标由 69.05% 提升至 89.33%，血糖达标由 49.83% 提升至 72.31%。

47

四、问题与思考

（一）问题

1. 血脂复测率低

由于血脂异常无明显症状，居民对血脂异常危害的感受和认识尚有待继续提高，且从血脂异常到发生心脑血管疾病耗时较长，居民对血脂异常的关注度仍不足，尽管基层医生开展了多项宣教与干预，居民自费开展血脂检测的意愿还是较弱，无法实现"指南"推荐的筛检周期。

2. 服药率低

通过管理，高危 / 极高危患者降脂药物服药率由 23.52% 升至 29.41%，但仍不足三分之一的患者服用药物。不服药的原因依次为自认为无必要占 53.78%、担心药物副作用占 28.84%、服药太多占 11.61% 和经济原因占 5.78%。同时存在服药不规律，自行停药的情况。患者对药物的认识和治疗的依从性还是欠佳。

（二）思考

1. 家庭医生签约服务是"三高同管"的有效切入口

管理控制"三高"是心脑血管疾病风险控制的有效策略，对个体进行全面的心血管危险评估，开展综合性的管理，从筛查、治疗和随访着手开展长期的管理，有利于降低居民的心血管患病风险。而家庭医生签约服务是有效的管理切入口，如何更好地探索两者的结合模式将是下一步工作的重点。

2. 提高居民的认识是"三高同管"的基础

居民对血脂的认识直接影响血脂的复测率和服药率，对血脂危害的严重性认识不足，没有引起居民的重视，要继续通过多途径宣传，加大宣传力度，提高对血脂的危害性、筛查的重要性、药物治疗必要性的认识，主动自愿投入血脂管理。

3. 综合施策是"三高同管"的核心

参与"三高同管"的患者伴发多种疾病，往往需服用多种药物，这类患者的诊疗需进行全面评估和诊治，管理难度大。社区医生的能力影响着管理效果，要进一步加强基层医生能力建设，合理设定血脂异常管理目标，完善医保政策等，是提高患者治疗依从性需要综合考虑的因素。

【评语】

　　成都市探索结合家庭医生签约在基层医疗机构开展血脂异常管理的工作模式，在试点地区构建了由管理部门、综合医院及基层医疗机构"三方"共管的模式。通过管理机构牵头、综合医院技术支撑、以基层医疗机构为平台，开展了一般人群健康教育、医务人员培训、重点人群管理三种干预策略。特别是依托家庭医生签约服务，把工作落到实处。该案例的做法，使得政府部门、医疗卫生机构各尽其责，协同发力；同时针对重点人群开展"三高"同管，从管理方案、信息系统改建、家庭医生模式结合、激励机制和督导评估五方面入手，提升了管理效率，为推进《"健康中国 2030"规划纲要》，探索全方位、全周期健康管理迈出了可喜的一步。

探索"三病共管"模式 护航深圳居民健康

深圳市慢性病防治中心

提到深圳，人们马上就会联想到年轻、健康、充满活力，很难想象这个平均年龄只有 30 岁的城市中，居然有相当多的人是血脂异常患者。

当前，我国大多数地区慢性病通常采取分病种健康管理模式。考虑到高血压、糖尿病和血脂异常具有类似危险因素和管理模式，完全控制血脂水平能够改善高血压和糖尿病控制情况，我市慢性病防控团队推出了"深圳市成人血脂异常健康管理服务试点项目"、"深圳市高血压患者智能化综合管理教育项目"和"深圳市慢病联盟患者管理模式探索项目"，整合血脂异常、高血压和糖尿病的健康管理体系和技术等资源，进行了"三病共管模式"的探索。

一、政府主导，顶层设计大健康

以"健康深圳""国家慢性病综合防控示范区"建设和深圳市医药卫生体制改革为契机，市政府将健康融入所有政策，争取到各相关部门的支持，也得到社会力量和居民的广泛关注和积极参与。市政府出台了《健康深圳行动计划（2017—2020年）》（深发〔2017〕16号文件），确立了深圳市健康促进的顶层设计，建立了多部门合作制度和协调机制，以健康教育为先导，以科技和信息化为支撑，体现了大健康理念。另外，卫生行政部门和其他政府部门针对高血压、糖尿病、肥胖症、血脂异常、心脑血管疾病等重点慢性病及其高危因素，出台了一系列慢性病防控和（或）健康促进实施意见与方案，进一步明确工作，确保可执行和可操作性。

二、集思广益，优化技术流程

三病共管成功实施的前提是，对单病健康管理技术流程进行优化整合，项目组人员通过查阅血脂异常、高血压和糖尿病防治指南、专家共识和最新循证研究成果，在多方征求慢性病防控专家、医院临床专家、卫生行政部门工作人员、体育部门工作人员、社区健康服务中心全科医生和计算机软件研发人员等意见的基础上，牵头制定了《血脂异常患者健康管理工作手册》和《血脂异常患者运动干预手册》，开发了基于心血管疾病风险评估的患者管理信息化模块，以工作手册和信息平台规范优化"三病共管"技术流程，将血脂异常患者早期筛查、建档、分层分级管理、心血管疾病风险评估、随访干预和督导考核融入日常高血压和糖尿病健康管理项目当中。"三病共管"血脂异常分级随访干预管理流程图如下：

51

"三病共管"血脂异常分级随访干预管理流程图

三、部门合作，构建联动体系

项目组建了包含卫生行政部门、体育部门、宣传部门、市慢性病防治中心、区慢性病防治机构、深圳市医师协会心血管内科分会、社区健康服务中心和市医学信息中心等在内的防治管结合型管理体系，明确了各个机构的职责。

1. 市区卫生行政部门

负责成立项目领导小组，出台项目实施文件，建立连续的考核机制。

2. 体育部门

提供运动干预技术支持，协助制订《血脂异常患者运动干预手册》。

3. 宣传部门

提供电台和广播等宣传平台，为全市营造良好的血脂异常、高血压和糖尿病防控知识知晓和健康管理的舆论氛围。

4. 市慢性病防治中心

负责建立全市项目工作组和专家组；出台项目实施方案和手册；负责项目的培训、业务和技术指导、督导等项目实施工作；协调、协助各区开展项目的实施工作；向技术研发部门提出慢性病智能化、个体化管理信息化模块研发的需求申请。

5. 深圳市医师协会心血管内科分会

提供技术支持，协助制定《血脂异常患者健康管理工作手册》，协助市区两级慢性病防治机构开展"三病共管"管理技能培训，在项目试点社区健康服务中心对疑难患者开展现场会诊和案例分析。

6. 区慢性病防治机构

负责辖区项目的培训、业务指导、技术指导和督导等项目实施工作。

7. 社区健康服务中心

负责项目社区动员；负责管理对象的登记、建档、随访和干预等。

8. 市医学信息中心

开发、维护和完善基于心血管疾病风险评估的患者管理信息化模块，并嵌套于当前的社区卫生服务信息系统中。

四、能力建设，提升队伍执行力

服务能力事关项目参与居民的获得感，为提升项目人员服务能力，项目构建了针对基层的专业技术能力培训体系。

1. 市级培训

现场启动前和基线调查结束后邀请市级项目工作组、中国医学科

53

学院阜外医院和深圳市医师协会心血管内科分会的专家,对各级项目工作人员进行项目实施方案培训,以下发的项目手册和有关指南为依据,讲解"三病共管"的药物治疗和生活方式干预。

2. 区级培训

市级两次培训结束后,市慢性病防治中心联合市医师协会心血管内科分会在试点区开展了专项培训,培训内容主要为"ASCVD 胆固醇管理新策略"和"社区高血压、糖尿病规范化治疗与管理"。

3. 慢病联盟专家指导

慢病联盟专家以现场会诊、案例分析、小组讨论、专题培训、电话或网络通信等形式,对试点社康全科医生开展技术指导和现场培训。

五、多措施并举,关注防治综合性

(一)多渠道筛查重在建档

社区健康服务中心通过日常诊疗和随访、高危人群筛查、健康体检或老年人周期性体检等途径发现血脂异常患者和心血管疾病高风险人群,共享高血压和糖尿病健康档案和随访信息,建立项目专档。

(二)强随访干预重在个体

1. 随访干预形式

含门诊随访、电话随访、集体随访等多种形式。

2. 随访干预频率

以心脑血管疾病风险评估分层结果为依据,确定随访干预频率:低危患者,每 6 个月随访 1 次,全年不少于 2 次;中危患者,每 4 个月随访 1 次,全年不少于 3 次;高危患者,每 3 个月随访 1 次,全年不少于 4 次。对于合并高血压或(和)糖尿病者,结合基本公共卫生服务项目随访时间开展随访。

3. 随访干预内容

包括生理生化指标信息收集和评估、生活现状方式信息收集和干预、服药信息评估和指导、并发症等。对于合并高血压或（和）糖尿病者，共享部分随访信息。

4. 管理级别确定与调整

首次建档患者，根据建档时心脑血管疾病综合危险，确定管理级别；随访管理中，病情加重或发生新的并发症时，重新确定管理级别进行随访管理。

5. 提供支持性工具

向患者免费发放"科普化、重点突出、内容清晰"的血脂异常、高血压和糖尿病防治知识小手册、BMI尺、食物胆固醇含量餐垫或桌垫、控油壶和限盐勺。对参与心血管疾病风险评估的患者，打印并解读心血管疾病风险评估报告。

（三）完善信息平台重智能化

以高血压患者为试点，试行基于心血管疾病风险评估的患者管理信息化模块，此模块嵌套于当前的社区卫生服务信息系统中。

模块基本内容和性能：

（1）在线培训：全科医生可通过该模块获得最新临床指南知识。

（2）辅助诊疗：协助基层全科医生诊疗，提供用药推荐。

（3）提醒功能：提醒基层全科医生规范化管理患者，提醒患者定期复查，简单易懂的随访时间表界面。

（4）健康促进：方便基层医生为患者制订个体化的生活方式干预计划。

（5）风险评估：根据最新中国成人血脂异常防治指南，科学评估

55

患者心血管疾病总体风险。

（6）患者自我管理：风险评估报告在显要位置标示患者现有的危险因素，需要保持的控制措施，促进患者自我管理。

（7）分级诊疗：根据评估结果，提示患者是否需要转诊。

（8）统计功能：统计某段时间内的管理患者情况、风险评估情况等。

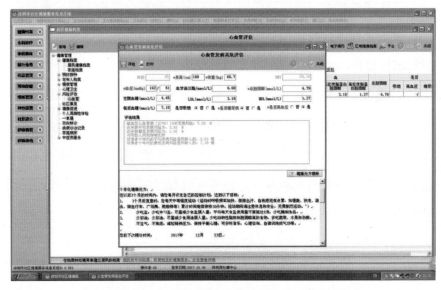

基于心血管疾病风险评估的患者管理信息化模块界面

（四）强督导重过程质控

市区卫生行政部门将项目纳入辖区"公共卫生服务质量整体评估标准"，从组织保障和项目实施等环节强化督导考核，将项目绩效评估结果与项目参与单位年度绩效经费分配挂钩。项目实施期间血脂患者管理质量督导融合到基本公共卫生项目督导中，采用逐级督导并反馈、下次复核的原则，严把项目质量关。由市区两级慢性病防治机构工作人员组成质量控制团队，现场质量控制结合非现场质量控制手段，确保防控措施落实到位。

（五）重支持性环境营造

多机构联动，在居民中开展形式多样的健康教育活动，充分调动居民积极性。

1. 医疗机构健康教育

在试点社区健康服务中心举办血脂异常、高血压和糖尿病健康管理咨询讲座。同时，设置血脂异常、高血压和糖尿病防治知识健康教育宣传栏、海报和易拉宝，播放时长为4分钟的"科普化、动漫化"血脂异常防治知识宣传片。

2. 全市宣教活动

随访干预期间，与深圳市广播电影电视集团合作在交通台黄金时段每天4次，连续30天播放"科普化"血脂异常防治知识宣传片。同期，利用深圳市地铁1号线和3号线的车载移动媒体每天的7:30和14:00，播放时长为30秒的防治知识宣传片，提升居民血脂异常防治知识。

3. 媒体报道

深圳都市频道第一现场、深圳公共频道财经生活、深圳晚报、深圳商报、人民网、南方日报数字报、深圳新闻网和网易新闻中心等媒体进行宣传。

57

4. 强基层重提升

每个项目试点，分配1名联盟专家，形成"一对一"帮扶。每个月由社区全科医生对疑难患者进行预约登记，纳入项目患者。慢病联盟专家现场查看患者相关资料，或者接诊转诊的项目患者时，了解项目患者病情、健康指标和管理情况，评价试点社康医生规范管理的执行情况，解决诊疗和管理中的疑难问题，并作为案例进行分析讲解，从而在给予社区患者提供专业服务的同时，全面提升社区全科医生的技术水平和管理水平。

六、管理效果

管理患者生活方式、服药情况、血脂水平、血压血糖控制率得到明显改善，且符合卫生经济学原则，"三病共管"经验获得肯定。

1. 生活方式改善

患者生活方式明显改善，终期评估时的一周内饮酒比例（7.25%）和膳食合格比例（59.39%）均好于基线调查时相应指标值（15.99%、50.73%），终期评估时低、中、高强度运动时间均高于基线调查时。

2. 服药情况改善

患者服药情况明显改善，从基线的29.94%提高至终期评估的33.37%。

3. 血脂水平改善

终期评估时，患者胆固醇（5.38mmol/L±0.83mmol/L）、甘油三酯（1.94mmol/L±1.07mmol/L）和低密度脂蛋白胆固醇水平（3.08mmol/L±0.81mmol/L）均显著低于基线调查时相应指标（5.57mmol/L±0.94mmol/L、2.03mmol/L±1.24mmol/L 和 3.23mmol/L±0.88mmol/L）。

4. 血压血糖控制率改善

终期评估时，患者血压和血糖控制率分别较基线上升了13.67% 和14.57%。

5. 建立"三病共管"经验

成功探索与基本公共卫生服务项目相融合的"三病共管"管理方法和技术流程，具有"1+1+1>3"的效果。

6. 三病共管具有良好的成果效果比

成本—效果：干预使血脂异常控制率和改善率升高一单位投入的

人均成本分别比对照组低 6.43 元和 10.42 元。增量成本—效果：在当前常规治疗基础上，只需对每位患者每年多投入 65.31 元，就可以使 1% 的患者血脂水平控制良好，而这费用仅占患者当前年医疗费用的 7.67%。表明在当前常规治疗基础上实施血脂异常管理，能以较低的增量成本获得较好增量效果。

七、三病共管防治经验

慢性病具有一体多病的特点，这为多病共管提供了基础。初期效果表明在医疗卫生资源有限的情况下，应对具有相似危险因素和管理模式的单病或专病进行管理体系和技术流程的整合和优化，建立以血脂异常、高血压和糖尿病为主的重点慢性病"专病医联体"，建立与基本公共卫生服务项目融合的"三病共管"模式。但是，现有条件还不能完全满足居民健康需求，为更好地开展居民健康管理，需继续强化以下方面：

（一）强化政策支持与评估

政策的支持是防控措施能够持久、有效开展的基础。如将血脂异常健康管理纳入基层医疗机构管理，须有相关的政策支持，保障人、财和软硬件设施或设备。同时，评估是政策制定的前提基础，政策的完善离不开后续一系列全面、系统、科学的评估和评价。

（二）提升基层血脂管理服务能力

由于基层医疗机构血脂药物配备不足、不具备血脂检测能力以及全科医生对血脂异常管理水平较低，导致其血脂管理服务能力偏低。应通过扩增基本用药目录中的血脂药物种类、为基层医疗机构配备快速血脂检测仪器或将医疗检测中心血脂检测能力延伸至社区、加强全科医生血脂防治管能力等途径提升基层医疗机构血脂管理服

59

务能力。

（三）强化健康宣教

血脂异常无明显症状，居民对其危害认识尚浅，导致患者知晓率和治疗率偏低，需强化血脂异常防治宣传教育，促进居民自觉开展血脂的检测和治疗。传播形式方面，除传统媒体，血脂异常人群较高血压、糖尿病群体数量更庞大、更年轻。因此，新媒体的传播模式值得推荐。

（四）强化信息化支撑

血脂异常患者数量巨大，居民社区管理获得感严重不足，指南要求根据心脑血管疾病总体发病危险进行分层分级管理，这对医疗资源和各级医务人员服务能力均提出了较高要求。因此，慢性病防控需依托信息化支撑，增加科学有效的管理内容，开展智能化管理，提升社区全科医生工作效率，提高居民和患者健康管理的依从性和自我管理能力。

结语：将血脂异常健康管理融入高血压、糖尿病的综合管理是必要的、可行的，并且具有良好的成本—效果，值得推广和进一步探索。

60

【评语】

本案例在基本公共卫生服务项目的基础上，利用在深圳开展的血脂异常健康管理服务项目、高血压患者智能化综合管理教育项目和慢病联盟患者管理模式探索项目的契机，建立"三病共管模式"，探索整合血脂异常、高血压和糖尿病的健康管理体系和技术等资源，开展了对居民和患者综合健康管理，并在管理中融入信息化、智能化管理、质量控制和效果评价元素。项目效果评价不仅显示出患者相关病情指标得到改善，还对"三病共管"进行了成本—效果分析。此项案例获得了政策支持、多部门沟通协作、基层管理服务能力、健康教育与知识传播和信息化手段支撑等项目实施经验，有较好的应用和推广价值。同时，本案例也提出了存在的实际问题和挑战，需要在不断的实践中加以改进。

依托公共卫生服务项目
做好杭州成人血脂管理

杭州市基层卫生协会项目工作组

血脂异常是动脉粥样硬化性心血管疾病（ASCVD）的重要危险因素，浙江的流调显示，2010年成人血脂异常总患病率为49.19%，较2002年的46.48%呈上升趋势，其中高胆固醇血症、高甘油三酯血症和低高密度脂蛋白血症患病率分别为1.93%、12.14%和42.28%，成人血脂异常在浙江人群中发生率较高，患病人群年轻化趋势明显。

有效控制血脂异常对我国ASCVD防控具有重要意义。为此，响应国家卫生健康委国际交流与合作中心组织的《中国成人血脂异常健康管理服务试点项目》，杭州经过国际交流中心组织的城市间考察、建设性评审等形式，有幸成为该项目子项目Ⅳ的城市试点（北京、深圳）之一，于2014年5月至2015年8月，在主城区启动了由国际交流中心组织和资助的《中国成人血脂异常健康管理服务试点Ⅰ期项目–子项目Ⅳ》（以下简称项目），开始探索基于国家基本公共卫生服务项目慢性病健康管理服务下的成人血脂异常健康管理服务"杭州模式"。现就其中健康管理模式构建与路径的探索进行阶段性案例总结。

 # 一、血脂异常健康管理服务模式构建

（一）项目组织架构

1. 项目组织框架

包括：市级执行层面、区级合作层面和机构操作层面。

市级执行层面：由市卫生计生委组织成立项目市级指导委员会、市级专家组。项目的具体执行委托杭州市基层卫生协会，并由其组织项目工作组。

区级合作层面：项目合作单位由杭州市主城区（6个行政区、两个功能区）的区卫生计生局或委托的区医学社团组成。明确项目分管领导、确定项目联络员，并根据按区域划分的紧密合作医联体组成项目区级专家组。

机构操作层面：主城区设置的44家街道社区卫生服务中心为项目实施机构。

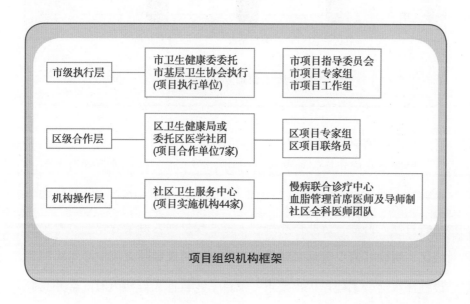

项目组织机构框架

2. 项目覆盖范围

项目区域范围划定在主城区的 6 个行政区及 2 个功能区（上城、下城、江干、拱墅、西湖、滨江，杭州市技术经济开发区、风景名胜区），所辖的 47 个街道 6 个镇的 232.82 万户籍人口（18 岁以上 200.39 万人口），达到区、镇街项目全覆盖。项目覆盖的 302 个社区与村，占主城区 624 个社区 70 个村的 43.52%。

项目在主城区 44 家街道社区卫生服务中心展开，其中社区卫生服务站的参与度达到 73.78%；有 234 支全科医生团队参与项目，占 367 支团队总数的 63.76%。

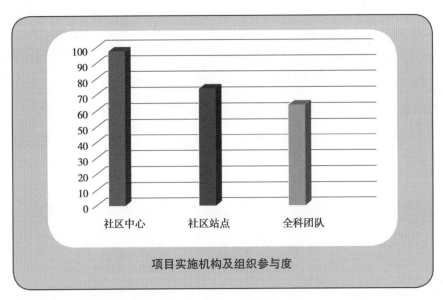

项目实施机构及组织参与度

（二）基线人群测算

根据浙江成年居民血脂异常患病率 49.19%，估算项目涉及范围的患病总人数约为 98.57 万人，确定估算患病人群的 3%，为项目管理的基线目标人群数，按此换算比例，将基线目标人群基线数额分解至各城区，明确其需要管理基线目标人数。同时按国际交流中心组织的建设性评审会专家建议提出要求：项目基线目标人群检出时，合并高血压、糖尿病和冠心病等慢性病的血脂异常人数的比例约占 60% 左右；单纯血脂异常人数约占 40% 左右；劳动力人口（18 岁以上或 35~59 岁）的比例大于 20%。

（三）项目活动载体

1. 依托信息平台

项目利用全市统一的医疗卫生信息化建设成果，依托"杭州市社区卫生服务信息系统"（以下简称"信息系统"）工作平台及诊间系统工作站，即在其"重点人群模块"下建立了"血脂管理模块"，开展社区血脂异常患者健康管理服务。运用"智慧医疗"的手段，使项目目标人群通过全科医生团队的指引，在"预约诊疗平台""双向转诊网络平台""区域临床（放射影像、心电、检验）会诊平台"及"社区居民互动平台"中共享并获益。

2. 融入成熟经验

项目利用国家基本公共卫生服务项目、创建国家、省级慢性病综合防控示范区等慢病防治成功的经验，吸取其中成熟的管理模式、方法和流程等，运用到项目实施中。如抓住杭州"医养护一体化家庭医生签约服务"的契机，利用全科医生团队签约服务的载体，建立起家庭医生与社区血脂异常居民稳定的契约服务关系，为签约的患者提供血脂异常防治的约定服务；依托市级医院与主城区社区卫生服务中心组建的"紧密合作医联体"建立与培育"血脂管理首席医师及导师制"，即由每家街道社区卫生服务中心推荐 1~2 名医师，聘为血脂异常社区首席医生，由医联体推荐指导老师；利用医联体在各社区卫生服务中心已设置的"慢病联合诊疗中心"，开设定期或不定期的"血脂异常联合门诊"，实行社区分级诊疗制度，开通院际双向转诊绿色通道，预约普通门诊和专家门诊时段等；运用创建国家、省级慢性病综合防

65

控示范区成果，建立"血脂管理患者自我管理小组"，探索患者自我健康管理方式。

3. 加强专科培训

项目委托浙江大学医学院全科医学教育培训中心承担《血脂管理全方位医学教育项目》，完成 90 名血脂管理首席医师及社区全科医师的第一期培训班教学任务。课程安排有：公共专业理论、临床专业理论、临床技能操作（10 项技能）等三个模块，进行为期 80 个学时的培训，其中包括集中面授 64 个学时及临床技能训练 16 学时。项目第二、三轮培训均以区为单位开展，以专家专题讲座为主，包括血脂管理模块修订版解读等。

4. 增强学术氛围

组织项目血脂管理首席医师赴首都医科大学附属北京安贞医院心内科考察见习，包括门诊见习、病房查房和院区整体参观（急诊科、心外科及心外 ICU 病房、导管室和生物样本库等）。项目还组织专题论文撰写与学术交流活动；开展以区为单位的"血脂异常临床病案讨论"活动；依托医联体组织血脂管理首席医师参加上级医院专科病房三级查房，教学查房和病案讨论。

66

5. 色彩标识管理

借鉴"健康是有颜色的－赤橙黄绿血脂危险分层项目"之创意，在"信息系统"的血脂模块中建立血脂异常患者色彩分级界面。针对血脂异常患者危险分层结果，分为极高危（红色）、高危（橙色）、中危（黄色）、低危已签约（绿色）和低危未签约（白色）。此项目创意，也用于临床血脂检验报告方式的改进。

6. 知识竞赛活动

举办"杭州市血脂异常健康管理知识竞赛"。全市主城区 44 家社区卫生服务中心的血脂管理首席医生全部参加了比赛。竞赛分为笔试、演讲和竞答三个阶段，通过理论测试的选拔，产生入围选手参与了演讲竞答比赛的角逐。演讲阶段以《我的社区血脂异常患者教育实践》为首选主题，通过幻灯片形式进行。竞答阶段采用必答题和单选、多选、判断形式的共答题及病例共用题干等多种题型。竞赛设置了个人奖与组织奖。

二、血脂异常健康管理服务路径探索

（一）基线目标人群检出途径

1. 健康管理人群数据检索

"信息系统"中的健康管理人群是检出血脂异常患者的主要途径。利用其居民健康档案的数据，通过基本公共卫生项目服务及社区健康管理等途径，建议 20~40 岁成年人至少每 5 年测量 1 次血脂（包括 TC、LDL-C、HDL-C 和 TG）；建议 40 岁以上男性和绝经期后女性每年检测血脂；ASCVD 患者及其高危人群，应每 3~6 个月测定 1 次血脂，及时发现和检出血脂异常患者。

2. 一般人群机会性筛查

健康体检也是检出血脂异常患者的重要途径。利用社区卫生服务中心承担的年度常规性健康体检（企业退休职工、城乡居民、企事业单位职工等）中检出。

3. 临床门诊的就医人群

全科医生团队通过就诊人群进行常规血脂检测来检出。

4. 计算机医院管理系统数据浏览筛查

利用"信息系统"里上线的市级综合性（专科）医院血脂检测结果数据浏览，检索分析并检出等。

67

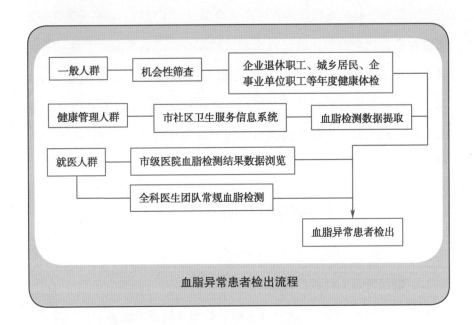

血脂异常患者检出流程

（二）血脂异常的程式化评估

依托"信息系统"平台，打开个人健康档案，在"重点人群"栏目下，建立"血脂管理"模块，目前模块依据《中国成人血脂异常防治指南（2016年修订版）》（以下简称"修订版指南"）内容修订，形成"新版血脂管理"模块并已上线，栏目中的数据均可由"信息系统"自动获取并以弹出框形式请求确认或修改当前数据后得出。

血脂异常的程式化评估，包括：

1. 血脂合适水平分层

系统判别得出血脂成分：总胆固醇（TC）、低密度脂蛋白胆固醇（LDL-C）、高密度脂蛋白胆固醇（HDL-C）、非高密度脂蛋白胆固醇（非-HDL-C）、甘油三酯（TG）水平分层为理想水平、合适水平、边缘升高、升高（降低）。

2. 总体心血管危险评估

依据"修订版指南"推荐的流程进行：直接列为极高危人群；评

估 10 年动脉粥样硬化性心血管疾病发病（ASCVD）危险；ASCVD 10 年发病危险为中危且年龄小于 55 岁者，评估余生危险。

3. 血脂异常临床分类

"信息系统"对已确认的数据得出血脂异常简易的临床分类：高胆固醇血症（低密度脂蛋白胆固醇血症）、高甘油三酯血症、混合型高脂血症、低高密度脂蛋白胆固醇血症。

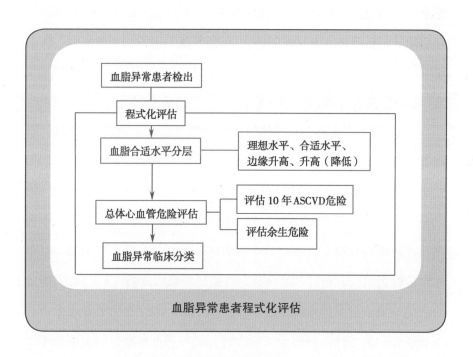

血脂异常患者程式化评估

69

（三）血脂异常的分级随访管理

参照国家基本公共卫生服务项目的高血压、糖尿病患者健康管理服务规范，根据基线目标人群的程式化评估的结果，将基线目标人群分成 3 个级别管理，低危、中危、高危和极高危分别对应一级管理、二级管理、三级管理。

"信息系统"之"新版血脂管理"模块已将血脂异常的分级管

理定为二级管理，即以是否启动调脂药物治疗为分级管理的"分界点"，未服用调脂药物治疗的患者实行一级管理，每 6 个月或一年随访 1 次；启动调脂药物治疗的患者即实行二级管理，随访周期为 3 个月。

分级管理的定级由"信息系统"自动判断，判断逻辑包括多因素的：调脂治疗以 LDL-C 为首要干预靶点，非 -HDL-C 作为次要干预靶点；是否达到降 LDL-C 和非 -HDL-C 治疗达标值等。药物调脂治疗启动或调整药物方案时的随访，"信息系统"以弹出"提醒框"加以说明。

（四）总体心血管危险评估

"信息系统"血脂管理模块以栏目勾选方式提醒全科医生团队的管理者是否需要进行"ASCVD 发病危险评估"，并列出评估表单。ASCVD 发病危险评估表单数据采用系统自动提取并（或）由医生勾选决定，最后自动形成个性化"ASCVD 发病危险评估报告"，其中包括：基本情况，近期检验数据，血脂相关疾病的临床诊断，血脂水平分层，血脂异常危险因素，心血管危险评估，血脂异常临床分类，ASCVD 发病危险评估结果，健康管理服务建议，治疗原则，治疗性生活方式干预和需要配合的治疗性监测等十二项内容，经勾选可自动打印。主要用于血脂异常患者疾病预防评价、年度分级随访干预评估、调脂药物调整、患者疾病谱变化、分级管理评估等，家庭医生判定需要"总体心血管危险评估"情形时采用。

三、血脂异常健康管理实践的评估

（一）基线目标人群检出分析

据"信息系统"统计：截至 2015 年 8 月 11 日其"血脂管理"模

块中总例数为 38305 人，勾选"纳入国家课题管理"方框的患者为 29253 人（76.37%），其中数据较为齐全为 25577 人（87.43%、作为数据统计的"基线目标人群"）。

1. 人口学的一般数据

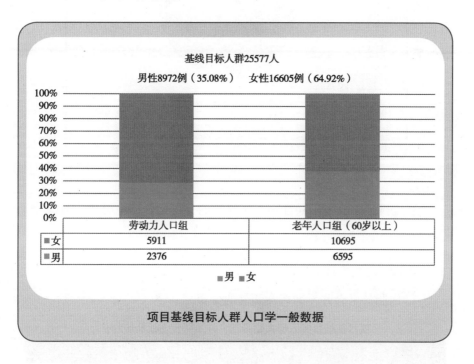

基线目标人群25577人

男性8972例（35.08%）   女性16605例（64.92%）

	劳动力人口组	老年人口组（60岁以上）
女	5911	10695
男	2376	6595

■男 ■女

项目基线目标人群人口学一般数据

基线目标人群 25577 人，男性 8972 例（35.08%）、女性 16605 例（64.92%）；劳动力人口组（18~59 岁）为 32.40%，男性 28.67%、女性 71.33%；老年人口组为 67.60%，男性 38.14%、女性 61.86%。

2. 不同年龄段、性别血脂异常的分布

基线目标人群中不同年龄段血脂异常的分布：老年组血脂异常为 67.60%，其中年轻老年人组（72.63%）血脂异常比例大于老年人组（26.79%）、长寿老年人组（0.58%）；中年组为 29.08%，青年组为 3.32%。

71

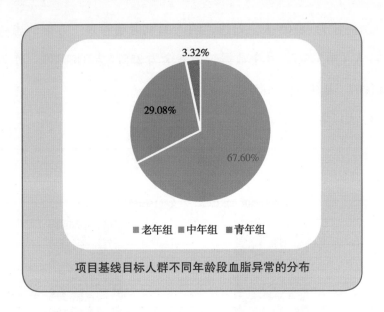

项目基线目标人群不同年龄段血脂异常的分布

基线目标人群中不同性别血脂异常的分布：青年组男性（56.60%）血脂异常比例高于女性；中年组、老年组女性（74.51%、61.86%）血脂异常比例高于男性。

3. 血脂异常合并不同代谢紊乱的分布

项目基线目标人群血脂异常合并不同代谢紊乱的分布

合并症	患者比例（%）	男性（%）	女性（%）
高血压	56.15	38.31	61.69
糖尿病	19.16	40.37	59.63
代谢综合征	4.44	43.52	56.48
高血压与糖尿病	15.24	40.88	59.12
高血压与代谢综合征	3.23	42.48	57.52
糖尿病与代谢综合征	2.24	47.38	52.62
高血压与糖尿病及代谢综合征	1.90	47.53	52.47
超重者	28.42	31.16	68.84
肥胖	21.80	18.15	81.85
中心性肥胖	13.15	31.43	68.57

4. 血脂异常合并冠心病、脑卒中疾病的分布

项目基线目标人群血脂异常合并心脑血管疾病的分布

合并症	患者比例（％）	男性（％）	女性（％）
冠心病	2.84	38.15	61.85
脑卒中	1.32	43.79	56.21

5. 血脂异常合并其他危险因素的人群分布

（1）年龄：基线目标人群中男性 ≥ 45 岁的患者为 33.19%，女性 ≥ 55 岁的患者为 53.71%。

（2）吸烟：基线目标人群中吸烟者为 10.80%（男性 95.87%、女性 4.13%）；吸烟率分别为男性 10.36%，女性 0.45%；青年组吸烟者为 5.25%，吸烟率为 0.57%；中年组吸烟者为 29.46%，吸烟率为 3.18%；老年组吸烟者为 65.29%，吸烟率为 7.05%。

（3）肥胖：基线目标人群中肥胖患者为 21.80%（男性 18.15%、女性 81.85%）。

（4）合并早发缺血性心血管疾病家族史：基线目标人群中早发缺血性心血管疾病家族史患者为 0.11%（男性 46.43%、女性 53.59%）。

（二）基线目标人群程式化评估结果分析

1. 血脂水平分层结果

73

项目基线目标人群血脂水平分层结果

分层	TC	LDL-C	HDL-C	TG
合适范围（％）	40.72	63.83	47.80	40.13
边缘升高（％）	38.66	25.38		24.68
升高（％）	20.62	11.40	33.71	35.19
降低（％）			18.49	

注：TC：总胆固醇；LDL-C：低密度脂蛋白胆固醇；HDL-C：高密度脂蛋白胆固醇；TG：甘油三酯

2. ASCVD10 年发病危险与危险分层评估结果

依据 ASCVD 发病总体危险的评估方法和危险分层的标准，10 年发病平均危险按 <5%，5%~9% 和 ≥ 10% 分别定义为低危、中危和高危。

项目基线目标人群 10 年发病危险与危险分层评估结果

患者比例（%）	患者比例（%）	其中：		
		青年组（%）	中年组（%）	老年组（%）
低危（<5%）	13.79	20.47	58.18	21.29
中危（5%~9%）	35.38	1.31	44.93	53.76
高危（≥ 10%）	50.83	0.07	10.21	89.72

3. 基线目标人群临床分型

基线目标人群中高胆固醇血症（TC ≥ 6.22mmol/L）的患病率为 19.44%，低密度脂蛋白胆固醇血症（LDL–C ≥ 4.14mmol/L）的患病率为 11.55%（TC 与 LDL–C 两项指标均≥升高水平患者为 7.99%）；高甘油三酯血症（TG ≥ 2.26mmol/L）的患病率为 35.19%；低高密度脂蛋白胆固醇血症（HDL–C<1.04mmol/L）患病率为 19.49%；混合型高脂血症的患病率为 6.91%。

（三）目标人群观察管理结果分析

1. 目标人群的分级管理率

项目基线目标人群分级管理率

分级管理		管理率（%）	男性（%）	女性（%）
一级管理（低危）		99.44	100	99.20
二级管理（中危）		99.11	100	99.15
三级管理	（高危）	71.74	69.73	74.93
	（极高危）	100	100	100

2. 基线目标人群临床分型的变化

项目基线目标人群临床分型管理前后比较

管理前后	高胆固醇血症（TC ≥ 6.22mmol/L）			低密度脂蛋白胆固醇血症（LDL-C ≥ 4.14mmol/L）			低高密度脂蛋白胆固醇血症（HDL-C< 1.04mmol/L）			高甘油三酯血症（TG ≥ 2.26mmol/L）		
	人数	减少比值		人数	减少比值		人数	增加比值		人数	增加比值	
		减少人数	减少比例（%）		减少人数	减少比例（%）		增加人数	增加比例（%）		增加人数	增加比例（%）
基线值	5200			2912			4728			4563		
期终值	2901	2299	44.21	1401	1511	51.89	4938	210	4.44	6023	1460	32.00

注：TC：总胆固醇；LDL-C：低密度脂蛋白胆固醇；HDL-C：高密度脂蛋白胆固醇；TG：甘油三酯

3. 基线目标人群的调脂治疗管理

管理目标人群中选用他汀类药物的 2697 例中，单独使用者最多，共 2558 例，占 94.85%；他汀类药物与调脂药物联合使用者较少，共 139 例，占 5.15%。

项目基线目标人群使用调脂药物情况

使用调脂药物	目标人群	选用他汀类药物	不同性别组别				不同年龄组别					
			男性人群	选用他汀类药物	女性人群	选用他汀类药物	青年组	选用他汀类药物	中年组	选用他汀类药物	老年组	选用他汀类药物
人数	3262	2697	1191	994	2072	1703	50	36	759	606	2452	2055
（%）	14.24	82.68	15.13	83.46	13.78	82.19	6.30	72.00	11.05	79.84	16.08	83.81

76

4. 目标人群的血脂管理控制率

项目目标人群血脂水平时点控制

时点控制	TC			LDL-C			HDL-C			TG		
	降低 10%~30%	降低 30%~50%	降低 ≥50% 或至目标值	降低 10%~30%	降低 30%~50%	降低 ≥50% 或至目标值	升高 10%~30%	升高 30%~50%	升高 ≥50% 或至目标值	降低 10%~30%	降低 30%~50%	降低 ≥50% 或至目标值
人数	4885	1532	483	3798	2107	1286	2278	1206	2414	1444	1044	803
(%)	21.32	6.69	2.11	16.58	9.20	5.61	9.94	5.26	10.54	6.30	4.56	3.50

注：TC：总胆固醇；LDL-C：低密度脂蛋白胆固醇；HDL-C：高密度脂蛋白胆固醇；TG：甘油三酯

5. 目标人群的分级管理随访率干预

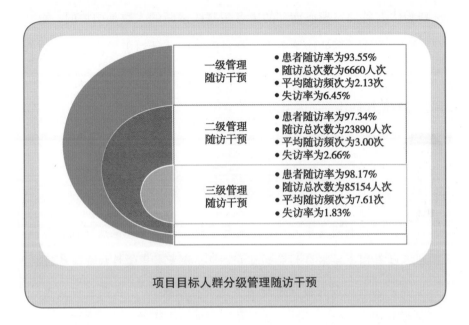

一级管理随访干预	• 患者随访率为93.55% • 随访总次数为6660人次 • 平均随访频次为2.13次 • 失访率为6.45%
二级管理随访干预	• 患者随访率为97.34% • 随访总次数为23890人次 • 平均随访频次为3.00次 • 失访率为2.66%
三级管理随访干预	• 患者随访率为98.17% • 随访总次数为85154人次 • 平均随访频次为7.61次 • 失访率为1.83%

项目目标人群分级管理随访干预

三级管理随访干预中：高危患者随访率为98.11%，随访总次数为31879人次，平均随访频次为4.96次，失访率为1.89%；极高危患者随访率为98.27%，随访总次数为53275人次，平均随访频次为11.19次，失访率为1.73%。

在《中国成人血脂异常健康管理服务试点项目》支持下，经过工作模式构建和服务路径的探索，社区血脂异常健康管理服务的"杭州模式"已具雏形。通过项目的实施执行，提高了主城区实施机构与全科医师团队对社区血脂异常健康管理与服务及综合防治的能力；通过紧密合作医联体的支持，全科医师团队－血脂管理首席医师－医联体导师的对接，形成血脂异常患者便捷、有效的社区分级诊疗方式；基于"信息系统"血脂管理模块的修订，程式化评估方法落地，总体心血管危险评估形成打印报告等，都为项目的可持续性打下基础。在项目的实施过程中针对社区全人群（劳动力人口）与依从性较差的患者

77

在综合防治与干预指导的效果方面存在差距，如期终评价目标人群中诊断为"高甘油三酯血症"的患者较基线诊断的人数是增加的，至少存在生活方式干预的措施不力；全科医师团队针对患者诊疗与健康管理数据的及时更新，可能均会影响整体的效果评价，如临床调脂达标，调脂药物使用的比例尚需努力。

【评语】

此案例利用《中国成人血脂异常健康管理服务试点项目》契机，结合国家基本公共卫生服务项目，探索基于慢性病健康管理服务下的血脂异常健康管理服务的"杭州模式"。在项目中注重组织架构的搭建，上层指导与基层实施有机结合，在实施覆盖面上考虑将项目融入社区，在基层均匀分布以起到以点带面的作用。在医疗模式上纳入与血脂相关疾病防与治的结合、医养护一体化家庭医师签约制度、全科医师团队－血脂管理首席医师－医联体导师指导对接的分级诊疗形式，并充分利用信息化平台和颜色分级管理有效促进血脂防治的效果和程序化评估机制的建立。本案例带给我们在慢性病综合管理和服务模式融合方面可借鉴的经验，但也提示，血脂和相关心脑血管疾病控制关系到多方因素，需形成综合防控合力方可奏效，行之有效的生活方式干预任重道远。

发挥家庭医生作用
潜江血脂管理从基层抓起

潜江市积玉口镇卫生院

　　积玉口镇是湖北省潜江市的小康镇，以高血压、高血糖和高血脂为主要危险因素的慢性病逐渐成为影响当地人民群众健康的主要公共卫生问题之一。从 2008 年走村入户收集体检数据到现在带着手机（APP）签约服务，始终践行"以治病为中心转变为以人民健康为中

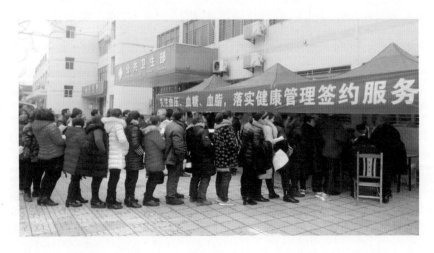

心"的卫生工作理念，深入贯彻落实"预防为主"的卫生健康工作方针，以改善人民群众健康素养和生活方式为切入点，以改善"三高"，特别是高血脂为目标，开展了综合健康干预活动，取得了显著效果。

一、积极争取项目支持，保障患者管理资源配置

积玉口镇位于湖北省潜江市西北边陲，管辖 24 个行政村人口 42667 人，其中血脂异常人群 1023 人，且高血脂人群管理未能纳入国家基本公共卫生服务项目，同时群众中普遍存在"三低一高"现象，即知晓率低、治疗率低、达标率低和患病率高等问题，为当地人民群众的健康埋下严峻的隐患。2016 年，国家卫生计生委国际交流与合作中心在综合评估后，确定潜江市卫计委为"中国成人血脂异常健康管理服务试点项目"第二期试点单位之一。经综合评估，确定积玉口镇卫生院为项目执行单位。

为提高基层医疗机构与家庭医生血脂异常管理及心脑血管疾病危险因素综合控制技能。卫生院采取"精准施策、靶向到人"的方式，将 24 个行政村划分为 12 个责任区，划拨给 12 名家庭医生，每名家庭医生负责 2 个村的"三高"服务对象，并与临床护士、药师、公卫医师、乡村医师组建家庭医生签约服务团队，与"三高"患者建立契约服务模式。同时，为缓解人员紧缺问题，推行"医防结合"服务模式，将"三高"患者每一次临床治疗活动融入公共卫生服务健康管理，为每名"三高"患者开具"一病两方"，即健康处方和药物处方，实施个体化干预，倡导患者自我管理、治疗性生活方式干预和药物治疗的分级健康管理模式。目前，逐步形成了以"医防结合"为核心，以落实"家庭医生包片签约服务"为补充，以"送医送药送健康"为载体的集中查漏为保障的"三维立体服务"模式，为辖区 4 万余人及 4 千余"三

高"人群建立起一道有效的健康屏障。

二、参照国家公共卫生服务规范，理顺患者服务流程

卫生院参照《国家基本公共卫生服务规范》、《中国成人血脂异常防治指南（2016 年修订版)》，制定了患者管理规范化和个体化流程。

规范化患者管理措施主要包括：每年一次体检；至少 4 次面对面随访评估；分类干预中控制满意的预约下次随访，所有患者进行有针对性健康教育并与患者一起制定生活方式改进目标。个体化管理主要是针对随访控制不满意的患者，为其制定不同的干预措施。对于血脂异常人群，在国家卫生计生委国际交流与合作中心的指导下，按照《ASCVD（动脉粥样硬化性心血管疾病）危险评估流程》，通过家庭医生综合危险评价，将管理人群划分为低、中、高三个组别，其中极高危人群纳入高危组管理，根据危险分层实施一、二、三级管理模式。

对于低危患者，主要采取一级管理，重点是开展生活方式干预。家庭医生 3 个月随访一次，监测血脂、血压、饮食、体重控制情况和生活方式、运动时间，进行健康教育和非药物干预措施。预约下一次随访及检测时间，血脂达标后，每半年检测血脂一次，长期达标者每年检测血脂一次。2017 年，积玉口镇低危组管理人数 527 人，管理后达标者 376 人，达标率 71.34%。

对于中危患者，主要采取二级管理，重点是开展生活方式干预和药物干预，以生活方式干预为主。家庭医生为患者制定膳食处方和运动处方，指导患者进行饮食和运动。至少 3 个月随访一次，每次随访评估后有针对性地调整治疗性生活方式，每年检测颈部血管彩超一次，根据血脂、血压、血糖达标情况预约下一次随访及检测时间。血脂达标后，每半年检测血脂一次；血脂未达标者，加用阿托伐他汀钙药物治疗，6 周

81

内随访，检测血脂、血压、血糖、转氨酶和肌酸激酶，改善治疗性生活方式并开展针对性的健康教育，血脂达标且无药物不良反应者，每6个月复查一次；血脂未达标、无药物不良反应，每3个月复查一次；连续两次未达标者转上级医院调整药物治疗，并于2周内主动随访。2017年，积玉口镇中危组管理人数246人，其中达标者188人，达标率76.42%。

对于高危患者，主要采取三级管理，重点是药物干预和生活方式干预，以药物干预为主，长期服用阿托伐他汀钙片，同时加强靶器官损害和血脂异常临床合并症的早期监测和诊断，在药物治疗的过程中同时对其进行针对性的健康教育和生活方式干预。至少3个月随访一次，每年检测颈部血管彩超。药物治疗者开始后6周随访，检测血脂、血压、血糖、转氨酶和肌酸激酶，血脂达标且无药物不良反应者每3个月检测一次，逐步改为每6个月检测一次；未达标、无药物不良反应者，2个月后复查，连续两次未达标者转上级医院调整药物治疗，并2周内主动随访，进行有针对性的健康教育，与患者一起制定治疗性生活方式。2017年，积玉口镇高危组管理人数250人。其中随访达标者82人，达标率32.8%。

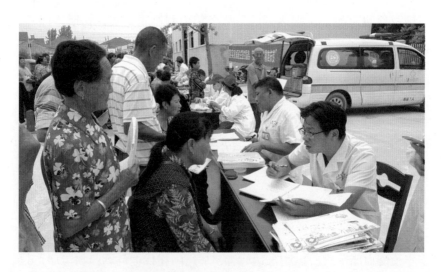

三、搭建互联网医疗平台，构筑患者管理快速通道

近年来，在患者管理中，不断加强信息化建设，实现患者管理的"三高共管"+e模式。

1. 借助"潜江市卫生计生服务信息系统"，运用大数据比对，实时集中筛查体检异常人群，管理人群检出快速高效，不漏一人。

2. 卫生院为每名家庭医生和乡村医生配备了移动管理系统（医务通手机），通过手机APP系统管理平台，实现患者签约随访无线移动办公，达到签约随访不分地点、不用纸笔的便携模式。家庭医生与患者通过APP系统开展互动，实现在线健康咨询与干预指导。

3. 卫生院与省人民医院、市中心医院、村卫生室签订了省、市、镇、村四级医联体协议，逐步实现在线疾病咨询、远程会诊、远程治疗和康复等多种形式的健康管家服务，服务能力有效提升。医联体专家也可通过信息平台调阅患者的健康档案、辅检资料，了解患者的疾病情况，精准施治。

四、推行家庭医生包片服务制度，夯实患者管理基础

我们把全镇24个行政村的高脂血症患者的管理责任划分到包片家庭医生，每名家庭医生负责2个村，对患者进行管理，实行"家庭医生包片签约服务"制度，开展主动服务。家庭医生包片签约服务实行"1234"管理模式，"1"是指家庭医生每周必须安排下乡一次；"2"是指开展基本公共卫生、基本医疗二类服务，包括更新健康档案、健康教育、用药指导和预约转诊等服务；"3"是指采取集中、上门、预约三种服务方式。"4"是指实行签约服务四个"面对面"，即签约"面对面"、建档"面对面"、随访干预"面对面"和健教"面对面"。

83

同时，以家庭医生为主导，以行政村为单位，共组建"三高"患者自我管理小组 24 个，打造"医患合作、患者互助、自我管理"的群防群控工作模式。签约家庭医生负责制定小组活动计划及活动安排，组织患者学习慢性病知识，交流防治经验，开展一般体格检查及健康状况和自信心测评，针对危险因素制定干预措施，不断提高患者自我管理能力。

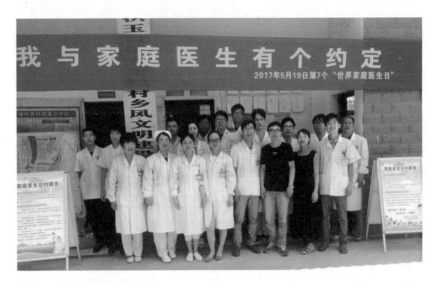

✅ 五、取得成效

通过血脂异常健康管理项目的实施，家庭医生积极倡导以健康饮食运动等生活方式干预为重点的健康管理服务，取得良好效果。

1. 就医观念逐步改善

家庭医生通过对"三高"人群的随访干预和健康管理，辖区居民健康意识和健康理念不断改善。人民群众原有的"无病不保健、小病全靠拖、大病碰运气"的健康意识，以及对疾病治疗先认"庙"后找"和尚"的诊疗观念不断改善，向"无病先锻炼、小病抓紧治、大病逐级治"的预防保健为主、分级治疗为辅的规范诊疗模式转变，既节省了医疗费用又节约了医疗资源，取得了双赢的效果。

2. 生活方式逐步改善

针对性健康宣教贯穿患者管理全程，影响着辖区居民的生活方式。"合理膳食、戒烟限酒、适量运动、心理平衡"等健康生活方式得到了群众的热烈呼应。目前，我镇所有村委会基本配备了集影像资料存储、音响视频播放等功能的广场舞"一体机"，参与的人群从"中老年人"逐步发展成老少皆宜的运动方式，白天劳作晚上锻炼的生活方式得到普及；高油、高盐、高脂的"三高"饮食习惯也向着低油、低盐、低脂的"三低"改变，饮食习惯得到逐步改善。

3. 遵医行为逐步改善

家庭医生团队成员不定期"进村入户"的细心服务，既为服务对象解决了实际问题，也拉近了医患之间的距离，服务对象对医生的依从性进一步提升，提高了治疗效果。

4. 患者知识知晓率和血脂显著改善

2017 年，家庭医生团队分别于 3 月、11 月和 2018 年 3 月，组织"三高"人群开展集中随访，发现高血脂防治知识知晓率从 2016 年的 2.7% 提升至 2017 年的 30.77%，血脂异常患者管理后总胆固醇平均下降 0.84mmol/L，甘油三酯平均下降 0.12mmol/L，低密度脂蛋白平均下降 0.72mmol/L。

85

2017 年实施患者管理前后血脂异常危害知晓率情况（2017 年 3~11 月）

时间	发放问卷	女性	男性	有合并症	知道危害	知晓率	知道2种以上健康生活方式	知晓率	知道降脂药物的	知晓率	知道长期服药的	知晓率
2017 年 3 月	498	300	198	23	90	18.07%	90	18.07%	48	9.64%	18	3.61%
2017 年 11 月	507	342	165	52	156	30.77%	117	23.08%	32	6.31%	21	4.14%

血脂异常患者管理前后血脂变化情况（2017年3月至2018年3月）

指标	管理前	管理后	T	P
甘油三酯（mmol/L）	2.28±2.13	1.85±0.87	4.72	<0.05
总胆固醇（mmol/L）	5.59±1.13	5.33±0.97	5.52	<0.05
低密度脂蛋白（mmol/L）	5.89±0.91	2.53±0.83	10.17	<0.05
高密度脂蛋白（mmol/L）	1.37±0.41	1.59±0.53	8.73	<0.05

【评语】

　　这是一个乡镇医疗机构利用家庭医师团队针对高血脂人群开展多方位、多维度管理的案例。在预防为主、转变医疗模式理念指导下，他们针对当地人群血脂异常患病率高、知晓率低、治疗率低和达标率低这个突出问题，探索适宜基层慢性病控制与管理的模式。在管理形式上，形成由乡村医师、护士、药师、公卫医师组建的家庭医生签约服务团队，建立责任分片包干制度，落实4个"面对面"；在医疗服务上，规范患者和高危人群管理措施，对血脂异常者开展科学评价和分级管理；在信息化助力方面，搭建互联网医疗平台，利用新媒体形式，尽力实现患者管理"三高共管"+e模式和便捷快速通道；在健康促进领域，针对重点人群开展多种形式的大众教育和行为改变活动。他们成为辖区基本公共卫生服务落实的保驾者，成为当地百姓健康的护航员。

从血脂入手　促进心脑血管疾病管理

首都医科大学附属北京安贞医院

心脑血管疾病的发病率仍处于持续上升的状态，严重影响着国人的健康。心脑血管疾病是由多种因素造成的，高血压、高血糖和血脂异常是三种最重要的危险因素。从 20 世纪 80 年代开始，随着国人生活水平的提高和生活方式的改变，血脂的平均水平和血脂异常患病率增加的幅度远远高于其他危险因素。同时，三种危险因素的治疗率和控制率也处于较低的水平。心脑血管疾病的预防应采用改善生活方式、控制多种危险因素和药物治疗的综合防治措施。但是目前的管理模式主要针对单个病种，如果患者患有多种疾病就会造成重复管理，既浪费有限的医疗资源也不利于对患者的有效管理。合理的管理模式应该包括血脂管理在内兼顾所有危险因素和药物治疗的综合管理。

朝阳区是北京市面积最大、人口最多的一个区，包括了城市和农

87

村人群，在北京市朝阳区选择 35 家社区卫生服务中心和社区人群开展成人血脂异常及心脑血管疾病综合健康管理服务试点工作。

一、拟解决的问题

1. 通过改进已有的信息系统，指导朝阳区 35 家社区卫生服务中心对血脂异常及心脑血管疾病高危患者的筛查与管理。

2. 提高 35 家社区卫生服务中心血脂异常和心血管危险因素综合防治水平。

二、措施和做法

（一）选择干预人群

1. 非高危人群（普通人群）7 万人。

2. 高危人群（已诊断为冠心病和脑卒中的患者运用心血管病 10 年风险预测模型，预测患病风险 ≥ 5% 者；总胆固醇水平高于 6.22mmol/L 者）2.5 万人。

3. 医疗机构

35 家社区卫生服务中心及其全科医生。

（二）干预策略：包括人群干预和医疗机构干预

1. 人群干预，包括普通人群和高危人群，采用传统的干预方法。

（1）普通人群干预：包括居民健康素养海报、健康饮食百搭图片、社区健康教育课程、电视广播等媒体宣传等进行全民健康教育；通过电视和广播电台的健康教育节目、印制宣传材料开展心血管防控知识的讲解和宣传。

（2）高危人群干预：包括通过家庭保健员督促管理患者，患者自我管理，自我监测，微信、短信等媒体通信手段加强个体辅导。

2. 医疗机构（社区卫生服务中心）干预，主要是改进信息系统和医生培训，是本项目的特色。包括高危人群干预和社区医生干预。

（1）高危人群干预

1）建立高危患者自动筛查系统。将我国预防医学会发布的《中国心血管病预防指南》中"缺血性心血管疾病 10 年发病危险评估"的计算方法生成自动化的运算工具植入社区医生日常的工作系统中，自动提取患者的相关信息计算 10 年发病危险并自动评估，操作过程简单，节约医生宝贵的诊疗时间。

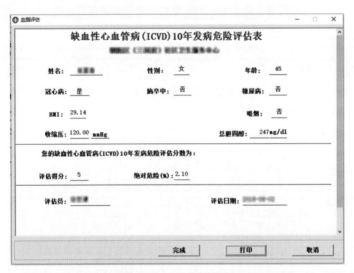

社区卫生服务中心 HIS 系统中的危险评估系统

2）生活方式、危险因素控制和药物治疗的管理和定期核查。将管理内容植入医生的日常工作系统，医生按照相应的内容进行管理，每 3 个月 1 个周期，定期提醒医生，收集每次核查时的资料。

（2）社区医生干预

1）制定社区医生心血管疾病及危险因素简化诊疗路径。项目组提出血压、血脂控制、糖尿病并发症预防以及心血管疾病二级预防基本药物治疗初步的简化临床路径。

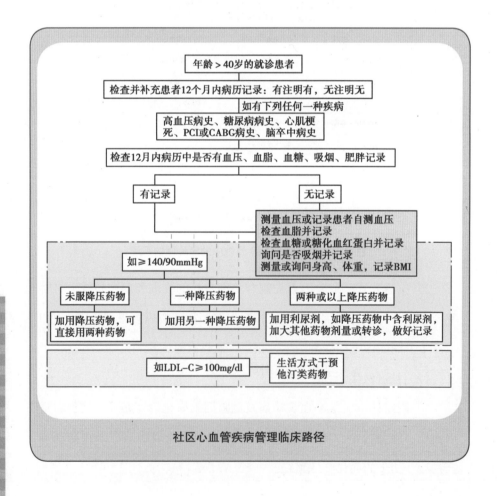

社区卫生服务中心 HIS 系统中危险因素核查表格

社区心血管疾病管理临床路径

2）建立心血管疾病危险因素管理电子决策支持系统。利用嵌入社区卫生服务中心信息平台，自动产生风险评估数据和个体化干预方案，支持社区卫生服务中心的医生对社区心血管疾病患者进行综合管理。

卫生服务中心 HIS 系统中的临床决策支持系统

3）建立社区卫生服务中心心血管危险因素综合防治水平评价指标体系。参照国际上社区心血管疾病预防管理质量评价指南，由项目组提出适合我国国情的考核指标体系，包括高血压患者合用两种降压药物的比例、门诊病历记录患者危险因素的比例、生活方式指导的比例等。

4）建立社区卫生服务中心心血管危险因素综合防治水平考核制度和激励机制。

试点地区血脂异常及心血管疾病危险因素管理综合防治水平定期考核：在项目开始干预前和干预的每一个周期后，在试点社区卫生服务中心收集与心血管疾病管理质量有关的变量，计算主要质量指标，并将测评结果反馈给试点社区卫生服务中心。

91

建立社区心血管疾病及危险因素管理的激励机制，每个周期对参加试点的社区进行排名，心血管管理综合评分最好的 5 个社区卫生服务中心给予奖励，以鼓励其进一步提高，同时激励其他社区追赶先进社区。

三、取得成效

（一）高危患者干预前后慢性病相关因素的变化

开始前和干预后，第三方调查公司对管理的高危人群进行了抽样调查，每个社区卫生服务中心干预的患者分别随机调查 50 例，了解他们生活方式情况、对慢性病控制的了解情况以及危险因素控制情况。干预前共调查患者 1751 例，干预后调查患者 1720 例，结果表明，部分指标已经在干预前后发生了较好的变化，其他指标的改变可能需要更多时间。

高危患者干预前后慢性病相关因素的变化

	基线（%）	干预后（%）
自测血压	77.7	81.9
促进心理健康的内容	43.2	54.5
控制体重的方法	42.0	70.2
超重和肥胖的危害	79.1	83.9
了解降糖治疗	52.1	83.9
每周锻炼 5 天以上，每次超过 30 分钟的比例	43.8	57.3
过去一年测过血糖的比例	88.2	92.6
过去一年测过血脂的比例	85.4	91.9

（二）质量指标的变化

项目组在干预前后分别在 35 家社区卫生服务中心采用病例回顾的

方式，抽提与心血管危险因素管理质量相关的信息，评价干预前后管理质量指标的变化趋势。病历回顾患者的入选条件：40岁以上，在过去一年中至少在社区内科就诊≥6次，每个中心随机抽取60例，男女各半。干预前（2013年6—12月）抽取患者2100人；第一轮干预（2014年8—10月）抽取患者2089人，第二轮干预（2014年12月至2015年2月）抽取患者2052人，对过去一年内就诊记录中心血管疾病和危险因素记录和管理情况进行病历查询。

1. 危险因素资料的采集比例和关注度

作为北京市基本公共卫生服务管理的内容，高血压、糖尿病、冠心病和脑卒中是重要的病史，不论有或无，都应体现在病历中，有针对性地对患者进行提早的干预和管理。因此项目组把这些基本病史的记录情况作为重要的医疗质量指标。经过两个周期的干预后，社区医生对这些疾病的关注程度有十分显著的提高。作为其他危险因素，包括吸烟、肥胖的记录均有较大幅度的升高。

93

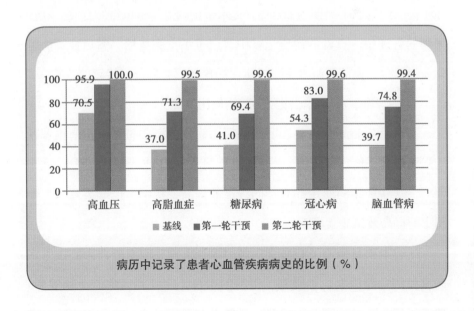

病历中记录了患者心血管疾病病史的比例（%）

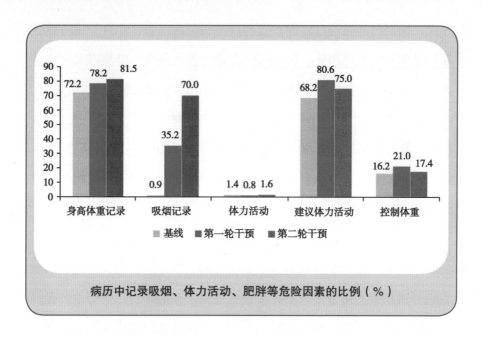

病历中记录吸烟、体力活动、肥胖等危险因素的比例（％）

2. 心脑血管疾病危险因素的控制和二级预防的质量

高血压患者的药物治疗率在干预前后有显著的提高，高血压患者服降压药物的比例在干预前为 74%，干预后第一个周期提高到 83%，在干预后的第二个周期为 80.5%，提示干预的效果可以持续存在。在糖尿病的管理中，患者的病历记录中，记录了空腹血糖、餐后血糖、糖化血红蛋白、血清肌酐水平、尿蛋白的比例都有显著而持续的改善。

3. 心脑血管疾病的二级预防药物使用情况

心血管疾病高危患者和明确的冠心病、脑卒中患者，指南推荐使用阿司匹林、他汀类药物、β 受体阻滞剂、ACEI 或 ARB 类药物。在干预后，这些药物的使用都有不同程度的提高，特别是他汀类药物，使用率的提高效果非常显著。

尽管本项目强调了心血管疾病的综合干预，但血脂作为心血管疾病重要的危险因素，也得到了很高的重视，并收到满意的干预效果。糖尿病是心血管疾病的等危症，多数患者都需要他汀类药物治疗，而且糖尿病患者的血浆胆固醇水平要控制在更低的水平。冠心病和脑卒中患者需要长期应用他汀类药物，除非有禁忌证。尽管我们强调了综合干预，血脂控制和他汀类药物应用率在这些人群也大幅度增加。

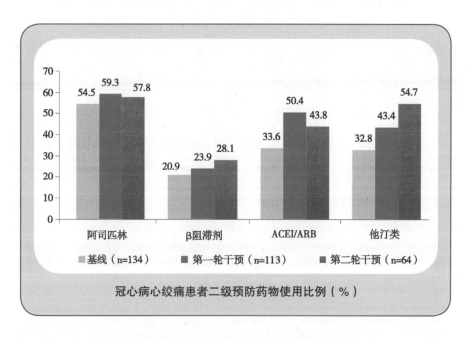

冠心病心绞痛患者二级预防药物使用比例（%）

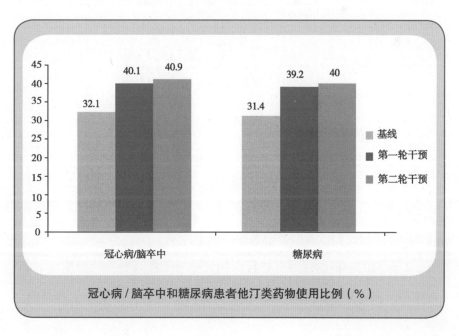

冠心病 / 脑卒中和糖尿病患者他汀类药物使用比例（%）

95

4. 社区卫生服务中心心血管疾病危险因素综合管理水平

按照目前的评分系统，对部分重要的指标给予更高的权重。参加试点的 35 个社区干预前、干预后第一个周期、干预后第二个周期 KPI 的评价得分分别为 1381 分、1730 分和 1927 分；与基线相比，第一个周期和第二个周期 KPI 综合评分分别提高 25.3% 和 39.5%。从整体角度讲，项目取得了预期的成效。

5. 社区卫生服务中心医生对定期医疗质量核查的态度

项目在进行试点的朝阳区社区卫生服务中心进行了网上调查，有 436 位医生参与了本次调查，应答率超过 80%。在参与调查的医生中，对本项目实施的态度如下表所示。

社区医生对本项目及涉及问题的认识

	非常同意	比较同意	比较不同意	非常不同意
定期进行医疗质量评价	60（13.8%）	313（71.8%）	48（11.0%）	15（3.4%）
医疗质量与奖金挂钩	37（8.5%）	253（58%）	108（24.8%）	38（8.7%）
医疗质量可以进一步改善	75（17.2%）	311（71.3%）	37（8.5%）	13（3%）
欢迎并愿意配合本项目	85（19.5%）	299（68.6%）	41（9.4%）	11（2.5%）

96

四、尚存问题

1. 血脂检验结果一般有 4 个项目，患者很难记住。而社区医生只能调取本单位的检验结果，没有在就诊社区服务中心检验过血脂而在其他医疗机构检验过的患者的血脂值很难获得。

2. 合理的考核指标并且进行定期评估对于提高医生的诊疗水平非常重要，而本项目的 KPI 综合评分需要人工计算，耗费人工和时间，很难在大范围内推广。

五、相关建议

1. 实现医疗资源共享，让医生很容易获得诊治患者的血脂检查结果。如果在短期内无法实现大范围医疗资源共享，可将患者在其他医疗机构的检验结果录入就诊的医疗机构。

2. 建立科学的心脑血管疾病诊疗质量考核评估指标体系，并实现自动化评估，对医生的诊疗质量进行定期评估，提高心脑血管疾病的诊疗水平。

【评语】

本案例在社区卫生服务中心开展重点慢性病管理的基础上，通过改进电子信息管理系统，注重提升社区卫生服务中心医务人员有关血脂异常和心血管危险因素综合防治能力，遵循相关疾病防控和管理规程及要求，对血脂异常及心脑血管疾病高危者加强规范化、程序化管理，并探索在社区病例信息系统与医院 HIS 系统链接存在问题的情况下，如何获取患者医院相关病例数据的方法。从高危人群和患者干预前后慢性病相关知识和行为、疾病管理质量的变化，到医务人员病历记录、病史及危险因素记录和药物使用等干预效果的评价。但仍需继续探索如何解决区域化医疗机构信息化互联互通、共享机制存在的较大障碍和可行模式。

97

技术创新篇

中国心血管健康指数：指导心血管疾病防治的实用工具

中国疾病预防控制中心慢性非传染性
疾病预防控制中心

当前，我国心血管病患病率处于持续上升阶段，其中脑卒中患者1300万，冠心病患者1100万。比这些数字更为庞大的是心脑血管疾病的高危人群，2.7亿高血压患者、超过1亿糖尿病患者、3.16亿吸烟人群、血脂异常者超过4亿，大多数人存在一种或多种心脑血管疾病的危险因素。如何全面反映全国和不同省份的心血管病流行现状，及早发现高危人群，遏制危险因素流行，同时不断改善心脑血管疾病诊疗服务质量是政府决策者、医学从业者、媒体传播者，乃至公众都十分关心的问题。

2017年5月26日，"中国心血管健康指数"（Cardiovascular Health Index，CHI）在上海东方心脏学术会上首次发布。中国心血管健康指数，是一个由52个指标构成、从五大维度阐明我国人群心血管健康水平的综合评价体系，简单直观的勾勒出我国人群心血管健康总体水平以及各省份心血管健康的特点。

一、跨部门、跨学科合作的结晶

CHI 的研发历时一年，凝聚了百余位来自政府机构、临床、疾控、流行病学、统计学、卫生管理、媒体、计算机等多个领域专家、学者、管理者的集体智慧。项目成立了专门的专家指导委员会、核心专家组和工作组，由中国疾病预防控制中心慢性非传染性疾病预防控制中心和中国心血管健康联盟共同完成，并得到原国家卫生计生委医政医管局医疗综合评价处、原国家卫生计生委统计信息中心药物信息管理处、北京市心肺血管疾病研究所、中国卒中学会、上海市疾病预防控制中心、中华预防医学会健康传播分会等多家机构的支持。

CHI 的研发秉承严谨、规范和系统的原则，严格遵循综合评价指数的制定步骤和流程，通过文献学习、专家组讨论、德尔菲法筛选指标、层次分析法确定指标权重等步骤，最终构建了指数。

（一）CHI 指标的筛选

研发组首先对国内外心血管疾病防治领域的相关指数或指标进行了文献综述，未发现有类似报道，进一步证实了中国心血管健康指数的创新性。虽然没有相似的综合指数可以借鉴，但美国心脏学会（AHA）、美国心脏病学会（ACC）和世界卫生组织非传染性疾病全球监测框架等相关文件中有关心血管疾病负担评价、监测、危险因素防控、疾病救治等某些方面的指标仍具有重要的参考价值。

CHI 指标的选择，要满足数据可及性、有效干预性及正向指引性三个原则。数据可及性是指充分利用中国卫生统计年鉴、中国慢性病及危险因素监测、中国分省疾病负担研究、人口死亡信息登记管理系

101

统、国家医疗服务与质量安全报告、医院质量监测系统 HQMS 等现有可靠性数据库，获得数据指标；有效干预性是指优先纳入可以有效干预的指标，增强指标对干预的敏感度，早日促成干预目标的实现；正向指引性是指纳入的指标应该正向引导并辅助国家及地方政策与方针的实施与落实。通过两轮德尔菲咨询法，最终确认五大维度的 52 个指标纳入中国心血管健康指数综合评价体系。

（二）中国心血管健康指数综合评价体系指标权重的确定

CHI 各个指标权重的确定采用层次分析法（AHP）。首先将指标分层、建立目标树。在每一个维度内，将指标进行分类汇总，形成层次结构，建立起心血管健康指数权重评价目标树。然后，根据目标树中的层次结构建立成对比较的判断优选矩阵以用于确定各指标间的相对重要程度，并汇总编制成心血管健康指数指标权重评价专家咨询问卷。AHP 咨询专家涵盖了流行病与统计、慢性病预防与控制、临床心血管内科、心肺血管疾病流行病学、脑血管疾病流行病学、政策研究及行政管理等领域。最终为 CHI 五大维度的 52 项指标赋予了不同的权重。

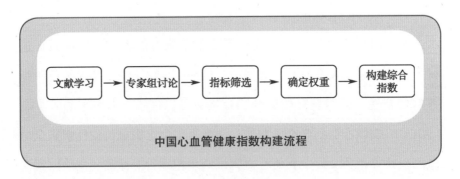

文献学习 → 专家组讨论 → 指标筛选 → 确定权重 → 构建综合指数

中国心血管健康指数构建流程

二、大数据背景下多数据来源计算中国心血管健康指数得分

CHI 分数的计算需要收集五大维度 52 个指标的原始值，这是一项

大数据背景下多数据来源的数据采集工作。研究组利用我国公共卫生和临床领域多个权威监测系统和人群调查，如死因监测、中国慢性病及危险因素监测、医院质量管理监测（HQMS）、人群健康素养调查等，同时结合中国分省疾病负担研究、中国心血管疾病医疗质量改善项目（CCC项目）、中国卒中登记研究（CNSR）等高质量的研究数据，并基于卫生与计划生育统计年鉴、公安部交通管理局、国家药品供应保障综合管理信息平台等部门或平台登记管理的全国数据，收集了全国31个省份（不含我国港澳台地区）5个维度52个指标的原始值。调整不同省份人口结构的差异后，通过同趋势化、标准正态转换、概率密度函数等方法计算出每个指标的得分，然后结合52个指标的相应权重计算获得中国心血管健康指数（2017）的得分和排名。CHI分值最低分为0分，最高分为100分，取值越高代表某地区心血管健康水平越好。

指数初步结果发布前召开多场国内外专家讨论会，广泛征集中央和地方官员以及ACC、AHA、WHF学会主席及专家学者意见。

三、中国心血管健康指数（2017）结果发布和解读

中国心血管健康指数（2017）从我国心血管疾病的流行、危险因素暴露情况、危险因素防控情况、心血管疾病的救治情况以及公共卫生政策与服务能力五大维度进行分析，并以52个细分指标构成综合评价体系，综合展示了全国及31个省（直辖市、自治区）（不含香港、澳门、台湾地区）的得分及排名。CHI充分反映了全国及各省人群整体心血管健康状况、心血管病流行和发展趋势，也综合衡量了我国全人群心血管疾病从预防到治疗各阶段、从政策到实践各层面的发展状况、发展模式和治理结构。

从总分来看，北京、上海、浙江、江苏和福建位列CHI（2017）得

103

分排名前五位，得分后五位的省份为西藏、贵州、黑龙江、陕西和云南。2017 年 CHI 得分最高分为 75.37 分（北京），最低分为 30.17 分（西藏）。排名前五个省份全部来自东部，排名后五个省份除黑龙江为中部地区，其余均来自西部。

我国各省份 CHI 得分不尽相同，CHI 得分较高的省份集中在东部地区，而分数较低的集中在西部地区。我国西部地区在心血管疾病危险因素防控方面有较大的改进空间，因此西部地区在心血管疾病防治工作的起步阶段就应重视危险因素的干预。相对于东部而言，中西部地区在心血管疾病防治的公共卫生政策与服务能力方面较为薄弱，中部地区更为突出。在今后的工作中应加大对心血管疾病公共卫生政策的倡导与服务能力的提升，为中西部心血管健康的改善创造有利条件。即便是 CHI 得分排名靠前的东部省份，在心血管疾病的救治质量和能力、危险因素防控指标上与发达国家也存在差距，仍需进一步作出努力。我们在关注各省排名的同时，更应关注和深入分析失分较多的领域，为将来的防控工作重点和进步找到着力点，这才是指数发布的公共卫生意义。

四、中国心血管健康指数的深化应用和导向作用

中国心血管健康指数（CHI）简单直观的数字背后涵盖了丰富的信息。通过知晓、理解和分析 CHI，政府部门可以实时掌握人群心血管健康水平概况、政策制定和实施的情况、卫生费用投入情况、卫生人力资源配置情况；公共卫生服务机构可以根据人群重大心血管疾病危险因素的流行情况制定适宜的干预措施；医疗服务机构可以评价医疗服务能力，进而改善医疗服务质量；患者和社区居民亦可以由 CHI 了解到本地区的医疗服务资源和服务水平现状。CHI 对心血管健康各方

利益相关者所关注的问题均可以给予响应。也正是由于这样的特点和优势，CHI（2017）受到广泛关注并在心血管健康改善领域持续发挥着作用。

中国心血管健康指数（2017）发布后，《健康报》《北京晚报》等多家主流媒体数次进行了报道，在传播科学研究结果的同时，大大提升了公众对心血管健康的关注程度。近一年中，中国疾控中心慢病中心、中华医学会、中华医学会心血管病学分会、中华预防医学会慢病分会、《健康报》社、中国慢病大数据应用发展联盟等多个平台召开 10 余场大型学术会议；中国疾控中心 2018 年 20 个省份的分省 CHI 解读会正在部署和落实中，现已完成山东、广东、宁夏、北京等地区的解读会议。山东省率先启动地级市 CHI 指数研究，发布了山东省 17 个地市级 CHI 分数和排名。湖北省宜昌成为首个启动区县 CHI 指数研究的地级市。另外，宜昌还正在积极启动基于 CHI 指数研究的宜昌市人群心脑血管健康干预试点工作，CHI 研究的价值得到了进一步的挖掘。此外，广东、福建、宁夏等地政府部门对指数的结果表示关注。CHI 结果的解析也将帮助政府决策者将有限的资源配置到效果好、效率高、公平性高的心血管健康项目中去。

105

五、结语

中国心血管健康指数，一项融合了多家学术机构、跨部门密切合作的研究成果，是大数据时代背景下充分挖掘和利用数据的产物，为全面改善我国人群心血管健康水平提供了一个平台和抓手。在可以预见的未来，我们将实时完善和更新指数，定期发布 CHI 研究的结果，提升指数研究的实用性和适用性。希望各方关心我国人群心血管健康问题的利益攸关者加入到 CHI 研究中来，共同为遏制我国心血管疾病流行，提升大众的心血管健康水平发挥积极的作用。

【评语】

心血管健康指数的发布，是我国心血管疾病防治史上具有里程碑意义的事件，它的创新性、科学性和实用性无疑将推动我国的心血管疾病防治从宏观到微观，从政策到行动多层次、多领域的变化与进步。

从表面看，指数是以排名的形式展现出来，但假若我们仅仅纠结于排名，将极大降低指数发布的意义和对实际工作的指导价值。影响排名的因素涉及到社会的方方面面，各地应该细分各个维度的具体指标得分，找出未来工作的着力点，特别是排名相对靠后的地区，更应根据实际，优选最容易进步的领域首先发力，再逐步达到整体的理想水平。我们十分期待心血管健康指数进一步完善，并期望它能成为指导各地的实用工具。

"心脏年龄"评估：把科技成果转化为科普工具

国家心血管病中心　北京安贞医院

"心脏年龄"评估工具（又称"爱心护心"评估工具）是国家心血管病中心组织国内权威专家共同开发的国民心血管健康教育工具。它是依据中国居民个体存在的缺血性心血管病（冠心病和缺血性脑卒中）危险因素的个数和程度，预测其10年内发生心脑血管疾病的风险程度（概率），并据此估算个体的心脏年龄。

该工具自2013年发布使用以来，产生了很好的社会反响，收到了积极的科普教育和疾病预防效果。

一、实施背景

众所周知，心脑血管疾病是危害人类健康第一位杀手，是导致国民残疾和死亡的最主要疾病。预防心脑血管疾病的关键是大众科普教育，从而尽快提升国民的心血管健康意识和疾病防控知识。

随着健康知识的普及，高血压、高脂血症、糖尿病和超重肥胖等危险因素与心脑血管疾病之间的关系已广为人知，但心脑血管疾病的发生是多种危险因素综合作用的结果。如何根据各种危险因素来综合评估、定量地预测个体发病的绝对风险仍是心脑血管疾病防治领域的重要研究课题。

心脑血管疾病发病风险评估的用途在于早期检出心脑血管病高危人群，以便对处于不同危险等级的人群进行不同强度的干预，对于个体层面的危险因素暴露的监测与危险评估，以及大众自我健康管理至关重要。

目前国外常用的危险评估工具有美国弗莱明翰（Framingham）评分系统、欧洲危险评分系统（SCORE）、英国的 QRISK®2、ASSGIN Score、JBS II 评分系统、WHO 心血管病事件危险估算、新西兰的 Know Your Numbers 评估工具等。

这些工具均是面向心脑血管疾病的一级预防，根据个体暴露的危险因素种类和程度预测将来（10~30 年）冠心病或缺血性脑卒中的发病风险。不同的工具使用的预测因子大同小异，但所依赖的研究人群各不相同。上述这些评估方法的研究团队均开发了基于互联网的免费评估应用。

此外，近年还出现一些模型，通过检测血液中与冠脉斑块相关的特定炎症因子或其他生物标志物水平预测冠脉事件风险的评估系统，如美国的 MIRISK VP™，但并非面向一级预防，且为商业收费系统。

我国开展心血管发病危险评估基于很好的人群队列研究基础，通过对我国人群心血管疾病流行规律和主要危险因素的大量研究，我国学者提出了缺血性心血管疾病（ICVD）风险预测模型。

阜外医院武阳丰教授于 2003 年依据中美心肺血管疾病流行病学合作研究队列（9903 名 35~59 岁成人）随访 15 年资料，发现基线年龄、性别、血压、血清总胆固醇、体重指数、吸烟和糖尿病与个体将来缺血性心血管疾病发病有独立的显著关联，并据此制定了适合我国人群的缺血性心血管疾病发病危险预测模型和风险评估量表。其基本用途是根据个体当前缺血性心血管疾病危险因素的个数和程度，预测其 10 年内发生该病的概率。

2003 年，安贞医院赵冬教授等基于对我国 11 个省市 35~64 岁队列人群（30121 名 35~64 岁成人）基线危险因素水平和随访 10 年心血管病事件发生关系的回归分析结果，发现基线年龄、性别、血压、血清总胆固醇（TC）、高密度脂蛋白胆固醇（HDL-C）、血糖和是否吸烟与心脑血管病事件（包括急性冠心病事件和急性脑卒中事件）独立相关，并据此提出了中国人群心血管疾病发病危险预测模型。安贞医院的进一步研究显示，如果直接将 Framingham 评估模型应用于中国人群，将明显高估中国居民的发病风险。

上述两项研究虽互相独立，但所采用的方法学十分相似，因此所得结果有很好的可比性和可融合性。两项研究得出两个预测模型，但对同一个体分别采用两个模型预测的结果一致（符合率 96% 以上）。两项研究方法与国际接轨，研究结果均发表在国外顶级医学期刊上，具有很高的学术价值。

109

科学研究成果的应用转化，特别是转化为居民和大众维护健康的适宜工具，通过医学科学的进步提升大众健康水平是科学工作者面临的另一个重大课题。特别是中国居民健康科普素养普遍较低的背景下，我们看到了移动互联网时代为我们提供的新机遇。我国居民互联网和智能手机的普遍应用为我们创造了传播心血管疾病防治科普知识，促进国民心血管健康的可行性。

目前，我国已经进入移动互联网时代，根据从事互联网研究的权威机构（艾媒咨询集团）的研究截至 2014 年上半年，中国手机网民数量达到 6.05 亿；中国智能手机用户占全球智能手机用户的比重高达 33.9%；2013 年中国移动医疗（服务类）市场规模超过 20 亿大小；另一项北京大学新媒体研究院的研究显示中老年人群进入移动互联网，50~60 岁的人群中使用微信的比例超过了 30~40 岁人群；随着年龄的增加，通过手机门户网站看新闻的用户比例逐渐增加，到 55 岁达到最高点。

上述资讯清楚的显示出了移动互联网用户群的壮大，而其中很大一部分正是心脑血管疾病一级预防的重点人群。

因此，充分利用信息技术飞速发展的良好机遇，国家心血管疾病中心特别立项，在阜外医院预测模型的基础上，开发基于传统互联网和移动互联网的国人心脑血管疾病发病风险评估系统。以便更多人能够科学的了解自身的心脑血管疾病发病风险，并尽早采取防范和干预措施。

二、措施和做法

（一）"心脏年龄"评估工具特色

爱心护心系统是完全免费的，它可以在传统的个人电脑浏览器中运行，也可以在移动智能设备上运行（如：运行安卓系统的手机或平板电脑、运行 IOS 系统的 iPhone 或 iPad）。

系统适用的年龄范围为 35~74 岁。

心血管危险评估输入指标：年龄、性别、体重指数、收缩压、舒张压、总胆固醇、是否吸烟、是否患糖尿病。

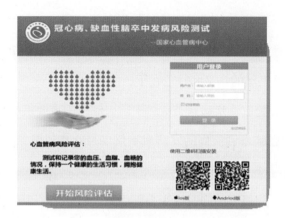

评估系统主页

主要输出包括：未来 10 年缺血性心血管疾病的发病概率、个体随年龄增长的发病风险曲线以及心脏风险年龄。（心脏年龄的概念是指：一个具有某种危险因素水平年轻人的心血管疾病发病风险可能与一个无危险因素的老年人的风险相当，那么，年轻人的心脏年龄等于该老年人的年龄）

危险因素控制效果评估：系统可以通过与用户的互动，估算当某些危险因素得以控制后，个体的发病风险曲线的变化。通过心脏年龄接近生理年龄的方式直观地显示控制风险改善心血管健康的重要意义。

111

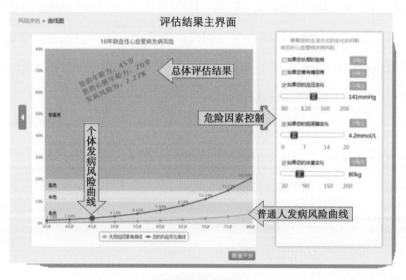

发病风险曲线图

这是世界上首个在移动智能终端设备上运行、以严谨的科学研究为基础、针对中国居民个体心脑血管疾病发病风险的评估工具。

这项开发工作的意义和特色在于：

1. 针对心脑血管疾病这类威胁中国人健康的重要疾病。

2. 评估心脑血管疾病的发病而不仅仅是死亡风险，对个体更具实用价值。

3. 计算发病概率的同时计算心脏年龄，使评估结果更加直观。

4. 基于与国际接轨的高水平流行病学研究成果，由国家心血管疾病中心组织权威专家开发，保证了科学性和权威性。

5. 完全针对中国人群。

6. 世界上首次在手机等移动设备上开发心脑血管疾病风险评估系统。

（二）工具的局限性

"心脏年龄"评估工具面向心脑血管疾病一级预防，主要考虑的是让尽量多的未患病人群使用，从而量化地了解自身发病危险。因此，选用的预测变量比较简单，但也更容易获得，一些相对较难获得的血液检查指标没有纳入预测模型。同时，由于研究设计的限制，心血管病家族史、TC/HDL 比值、房颤、慢性肾病、危险因素治疗的效果（如糖尿病）等因素未能纳入模型。

发病危险评估是通过概率的预测，由于个体差异巨大，不可能做到 100% 的准确，但大量的研究和实践已经证明，通过危险评估，尽早识别高危个体，并采取相应干预措施，可以有效降低心脑血管疾病的发病率和死亡率。

三、"心脏年龄"评估工具发布与应用

"心脏年龄"评估工具是基于国家心血管病中心在北京两个功能社区开展的职工健康管理项目于 2013 年开发使用的。工具研发后首先将评估工具植入项目职工健康管理系统，作为心血管风险评估工具进行心血管疾病发病危险个体动态评估，收到了非常好的健康教育和风险警示效果。举例来说，一旦某职工评估结果呈现"30 岁的年龄、60 岁的心脏"时，他一定会出现强烈反应，有积极追求心脏年龄改善的诉求。这是长期困扰科普教育和心血管病防治工作者的一个难题，即如何唤醒居民的心血管健康意识。"心脏年龄"评估工具就是唤醒居民心血管健康意识的有力工具。

在项目工作得到初步良好应用的基础上，项目工作在国家心血管病中心官网公开推广使用。同时，利用国家卫健委、中国健康教育中心和全国记者协会共同发起的健康激励计划，通过全国记者和电视媒体宣传推广，得到了广泛的应用。

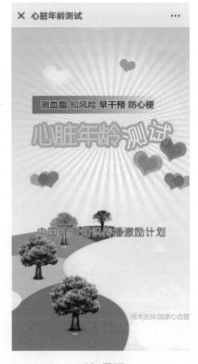

手机界面

通过初步的大数据显示，目前中国 35 岁以上居民平均心脏年龄比实际生理年龄增加 10 岁。这也就意味着，如果国民采纳健康生活方式，通过药物和非药物方式控制心血管疾病危险因素的暴露，中国居民平均可以增加十年健康寿命。

113

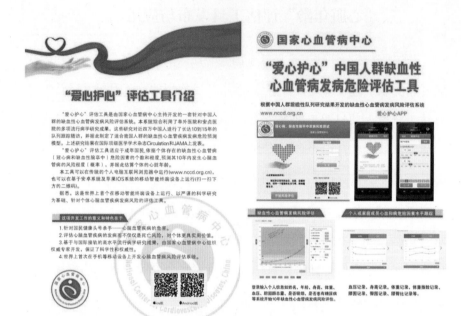

国家心血管疾病心脏年龄（"爱心护心"）评估工具宣传单页

【评语】

　　心脏年龄测试是一个科研成果向公共卫生行动和政策转化的典型案例。转化医学不但涉及基础医学研究成果向临床应用的转化，还涉及向预防领域的转化和产业化。将已有的基础研究成果、临床防治技术、方法向社区转化，使基础研究与临床研究成果真正被社会所接受和应用，普遍被民众所享用，优化人民的生活习惯，是转化医学的重要任务。

　　心脏年龄测试正是这种转化的结晶。它是地道的国货，基于国人的数据，由我国权威机构的专业团队开发，既科学又接地气，是一种易于使用和推广的心血管疾病健康教育工具，对于心脑血管疾病高危人群有很好的警示作用，也为我们开展有针对性的干预提供了适宜技术。

动脉粥样硬化性心脑血管疾病（ASCVD）风险有了智能化评估手段

复旦大学附属中山医院

当前，中国正面临未来十年心脑血管事件不断增加的严峻局面，相关疾病负担将持续加重，对我国动脉粥样硬化性心血管疾病（ASCVD）的防治形成巨大挑战。ASCVD疾病与多个危险因素相关，其中有效控制血脂异常，对我国动脉粥样硬化性心血管疾病的防控具有重要意义。而近年来我国成人血脂异常患者的知晓率和治疗率虽有所提高，但仍处于较低水平，血脂异常的防治工作亟待加强。

一、拟解决的问题

长期以来血脂参考值"一个标准一刀切"，概念模糊，需要改进。

《中国成人血脂异常防治指南（2016年修订版）》指出，依据ASCVD发病危险采取不同强度干预措施是血脂异常防治的核心策略，总体心血管危险评估是血脂异常治疗决策的前提和基础。指南明确界定了不同 ASCVD 危险人群所需要达到的低密度脂蛋白胆固醇（LDL-C）目标值。比如糖尿病等 ASCVD 的高危人群，其 LDL-C 目标值应该控制在 2.6mmol/L（100mg/dl）以下，而发生过脑梗、心梗的极高危患者其 LDL-C 目标值应该控制在 1.8mmol/L（70mg/dl）以下。

遗憾的是，过去几十年来大多数医院所沿用的血脂检测报告单，所有人群均使用"同一个参考值"，即心梗患者、脑梗患者拿到的化验单标准是正常健康人群的检验标准（即：3.4mmol/L 以下均属于正常范围），而不是根据患者的危险分层给予个体化的血脂治疗目标值。

存在的难题

1. 对于患者来说，这种"一个标准一刀切"的粗糙管理模式容易使患者自认为"血脂达标了、没事了"，从而不去就诊或者即使已经在服用降脂药物也会自行停药，导致治疗率和控制率低，没有接受必要的规范血脂治疗，从而导致了心梗、脑梗等严重心脑血管事件的发生，不仅给患者增加了病痛的折磨，还给家庭造成了沉重的疾病负担，更给全社会带来了巨大的经济负担。

2. 对于医生来说，尤其是非专科医生，对不同危险人群的血脂管理策略并不非常明确。即使知道血脂的目标值在不同人群中不同，但对于 ASCVD 风险评估需要根据患者的血脂水平、是否合并其他危险因素以及伴随的临床疾病来进行危险分层也不是很了解。虽然指南已经对危险分层方法进行了简化，但对临床医生来说仍然无法在有限的时间内快速判断分层，也没有简便而权威的工具可以使用去评估患者的 ASCVD 发病风险，特别是那些潜在的高危人群，所以不利于提高血脂异常的诊断率和治疗率，更难给予患者个性化与针对性的降脂治疗。

117

二、措施和做法

智能化 ASCVD 风险评估报告是中国心脑血管慢性病管理的历史性一步。

（一）创意的产生

为了解决以上两大难题，复旦大学附属中山医院尝试探索了几个不同的方向，比如取消检测报告单血脂参考范围，或将血脂分层切点印在报告单上，但是各有其弊端，仍然无法解决根本问题。

2016 年 10 月《中国成人血脂异常防治指南（2016 年修订版）》正式发布，其中一个重要更新点是建立了符合中国人群的总体心血管危险评估方法和流程。随后发表的《中国动脉粥样硬化心血管病发病危险评估的新方案》，进一步详细介绍了评估方案的制定依据和关键技术。

在中华医学会心血管病学分会主任委员葛均波院士和检验医学分会主任委员潘柏申教授的积极倡导下，医院心内科和检验科携手共同探索创新的报告模式，将血脂与其他危险因素一同分析，发出一个综合的报告单，即"智能化 ASCVD 风险评估报告"。不仅可以智能、快速地给出患者的心血管发病危险分层，还可以提供个性化的血脂目标值，既克服了传统血脂检测报告单"一个标准一刀切"的弊端，又节省了临床医生的评估时间。

而且，在报告中还提供了包括血压、血糖、体重以及吸烟的管理目标。因此，这份评估报告不仅有助于确定血脂异常患者的调脂治疗决策，也有助于临床医生针对多重危险因素，制定出个体化的综合治疗决策，从而最大程度降低了患者的 ASCVD 总体危险。

报告的下方还增设了个性化的健康处方，可以进一步提高患者的疾病认知水平及改善其治疗依从性，实质上该报告已成为一种有效的临床决策支持工具。

118

符合下列任意条件者，可直接列为高危或极高危人群

极高危：ASCVD患者

高危：（1）LDL-C≥4.9mmol/L或TC≥7.2mmol/L

（2）糖尿病患者1.8mmol/L≤LDL-C＜4.9mmol/L（或）3.1mmol/L≤TC＜7.2mmol/L

且年龄≥40岁

↓ 不符合者，评估10年ASCVD发病危险

危险因素 个数*		血清胆固醇水平分层(mmol/L)		
		3.1≤TC＜4.1(或) 1.8≤LDL-C＜2.6	4.1≤TC＜5.2(或) 2.6≤LDL-C＜3.4	5.2≤TC＜7.2(或) 3.4≤LDL-C＜4.9
无高血压	0~1个	低危(＜5%)	低危(＜5%)	低危(＜5%)
	2个	低危(＜5%)	低危(＜5%)	中危(5%~9%)
	3个	低危(＜5%)	中危(5%~9%)	中危(5%~9%)
有高血压	0个	低危(＜5%)	低危(＜5%)	低危(＜5%)
	1个	低危(＜5%)	中危(5%~9%)	中危(5%~9%)
	2个	中危(5%~9%)	高危(≥10%)	高危(≥10%)
	3个	高危(≥10%)	高危(≥10%)	高危(≥10%)

↓ ASCVD10年发病危险为中危且年龄小于55岁者，评估余生危险

具有以下任意2项及以上危险因素者，定义为高危：

◎ 收缩压≥160mmHg或舒张压≥100mmHg　　◎ BMI≥28

◎ 非-HDL-C≥5.2mmol/L（200mg/dl）　　　◎ 吸烟

◎ HDL-C＜1.0mmol/L（40mg/dl）

注：*：包括吸烟、低HDL-C及男性≥45岁或女性≥55岁。慢性肾病患者的危险评估及治疗请参见特殊人群血脂异常的治疗。ASCVD：动脉粥样硬化性心血管疾病；TC：总胆固醇；LDL-C：低密度脂蛋白胆固醇；HDL-C：高密度脂蛋白胆固醇；非-HDL-C：非高密度脂蛋白胆固醇；BMI：体重指数。1mmHg=0.133kPa

ASCVD 危险评估流程图

（二）技术实现途径

按照《中国成人血脂异常防治指南（2016 年修订版）》的 ASCVD 总体发病危险评估流程图，并结合《中国动脉粥样硬化心血管病发病危险评估的新方案》中的 10 年发病危险计算通用公式，中山医院信息科研发了智能化的 ASCVD 风险评估模块。

将模块嵌入对接医院系统，并在 HIS 系统增加自动弹出的对话框（由临床医生补充填写系统中缺失的患者信息）。在医生提出评估申请后，模块可以实现自动抓取 HIS 系统中的患者临床特征（身高、体重、血压、吸烟史、糖尿病和高血压病史等），以及 LIS 系统中的实验室检测结果（血脂五项、空腹血糖、糖化血红蛋白等），在后台快速计算出患者的 10 年

119

动脉粥样硬化性心血管病10年发病危险计算通用公式：

$$P = 1 - S_{10}$$

发病危险预测公式1(采用低密度脂蛋白胆固醇)及参数：

女性

S_{10}=0.984

MeanXB=191.923

IndexXB=46.143×ln 年龄(岁)+0.127×ln 低密度脂蛋白胆固醇(mg/dl)−0.531×ln 高密度脂蛋白胆固醇(mg/dl)+37.045×ln 收缩压(mmHg)+0.091×吸烟(1=是，0=否)+0.518×糖尿病(1=是，0=否)−8.757×ln 年龄(岁)×ln 收缩压(mmHg)

男性

S_{10}=0.971

MeanXB=161.703

IndexXB=36.216×ln 年龄(岁)+7.959×ln 低密度脂蛋白胆固醇(mg/dl)−0.265×ln 高密度脂蛋白胆固醇(mg/dl)+22.768×ln 收缩压(mmHg)+0.480×吸烟(1=是，0=否)+0.236×糖尿病(1=是，0=否)−4.828×ln 年龄(岁)×ln 收缩压(mmHg)−1.903×ln 年龄(岁)×ln 低密度脂蛋白胆固醇(mg/dl)

发病危险预测公式2(采用总胆固醇)及参数：

女性

S_{10}=0.984

MeanXB=192.086

IndexXB=45.905×ln 年龄(岁)+0.392×ln 总胆固醇(mg/dl)−0.603×ln 高密度脂蛋白胆固醇(mg/dl)+36.897×ln 收缩压(mmHg)+0.090×吸烟(1=是，0=否)+0.510×糖尿病(1=是，0=否)−8.723×ln 年龄(岁)×ln 收缩压(mmHg)

男性

S_{10}=0.971

MeanXB=191.613

IndexXB=43.321×ln 年龄(岁)+13.022×ln 总胆固醇(mg/dl)−0.411×高密度脂蛋白胆固醇(mg/dl)+22.684×ln 收缩压(mmHg)+0.474×吸烟(1=是，0=否)+0.223×糖尿病(1=是，0=否)−4.812×ln 年龄(岁)×ln 收缩压(mmHg)−3.075×ln 年龄(岁)×ln 总胆固醇(mg/dl)

P为动脉粥样硬化性心血管病10年发病危险概率，取值范围在0~1；S_{10}为人群10年内未发生ASCVD的概率；e为以e为底的指数函数；IndexXB为被评估个体的危险因素水平与反映危险因素致病作用强度的回归系数数值乘积的合计值；MeanXB为人群平均危险因素水平与反映危险因素致病作用强度的回归系数数值乘积的合计值；ln为将危险因素水平取自然对数后纳入计算。1 mmHg=0.133 kPa；总胆固醇、低密度脂蛋白胆固醇和高密度脂蛋白胆固醇测定值的单位转换关系为1 mmol/L=38.6 mg/dl

中国成人动脉粥样硬化性心血管疾病10年发病危险计算公式

ASCVD 发病风险及危险分层，并给予包括 LDL-C 在内的主要心血管危险因素的个性化治疗目标值，同时生成个性化的健康处方，形成一个以血脂管理为核心的系统性、综合性的报告单，最终由检验科生成并打印报告。

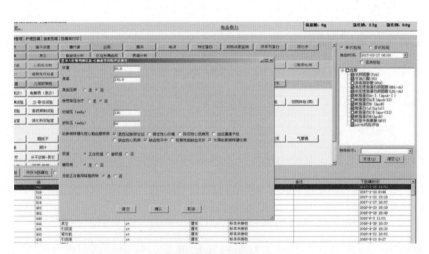

HIS 系统风险评估模块

复旦大学附属中山医院

动脉粥样硬化性心脑血管疾病风险评估报告

基本信息

姓名：李某　　　　　身高：175cm　　　　　　　　　血压：160/90mmHg

性别：男　　　　　　体重：80kg　　　　　　　　　　降压治疗：否

年龄：56岁　　　　　体重指数（体重/身高²）：26.1kg/m²　　吸烟：正在吸烟

动脉粥样硬化性心脑血管疾病风险评估相关临床诊断

1）　稳定性心绞痛　　　　　2）　糖尿病　　　　　3）　高血压病

实验室检查(检测时间：_____年___月___日)

总胆固醇TC：4.6mmol/L　　　　低密度脂蛋白胆固醇LDL–C：4.0mmol/L

高密度脂蛋白胆固醇HDL–C：2.0mmol/L　非高密度脂蛋白胆固醇non–HDL–C：2.6mmol/L　甘油三酯TG：2.5mmol/L

空腹血糖GLU：7.5mmol/L　　　糖化血红蛋白HbA1c：8%

动脉粥样硬化性心脑血管疾病风险评估结果

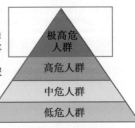

- 您目前属于冠心病、脑梗死等动脉粥样硬化疾病的极高危人群
- 已患有动脉粥样硬化性心脑血管疾病的患者，再发心脑血管事件或死亡风险明显升高
- 糖尿病是心脑血管疾病的等危症，与非糖尿病人群相比，糖尿病患者发生心脑血管疾病的风险增加2~4倍

患者建议

1、您的心脑血管疾病主要危险因素及理想目标值如下：

主要危险因素	您的结果	您的理想目标值
低密度脂蛋白胆固醇LDL–C	4.0mmol/L	< 1.8mmol/L
血压	160/90mmHg	< 130/80mmHg
空腹血糖GLU	7.5mmol/L	4.4~7.0mmol/L
糖化血红蛋白HbA1c	8%	< 7%
吸烟状况	正在吸烟	戒烟
体重指数	26.1kg/m²	18.5~23.9kg/m²

2、健康处方：

1) 改善生活方式：合理饮食，控制脂肪摄入，适量运动，控制体重，戒烟限酒，心理平衡。

2) 血脂管理：您已患有动脉粥样硬化性心脑血管病，在没有禁忌证的情况下均应使用调脂药物(首选他汀类)治疗，并坚持长期治疗，把您的低密度脂蛋白胆固醇(LDL–C)控制在靶目标内；即使您的LDL–C已经在目标值以内，使用他汀治疗降低LDL–C会进一步减少发生心脑血管病的风险。请定期复查使LDL–C保持在理想目标值。如最大耐受剂量他汀仍然无法达标，请在医生指导下，考虑加用其他降脂药物。

3) 血压管理：定期监测血压，建议您采用家庭血压监测的方法。坚持服用降压药物，防止血压波动，大多数高血压病人需要将血压控制在<140/90mmHg，以减少心脑血管事件的发生。请在医生指导下选择合适您的降压药物。

4) 血糖管理：自我监测血糖，定期复查糖化血红蛋白，注意饮食控制、运动，联合药物治疗，使各项指标控制在理想目标值范围内，合并心血管疾病人的降糖药物使用需要内分泌医师指导。

5) 定期门诊随访。

检验医师：_____　临床医师：_____　日期：_____

根据《中国成人血脂异常防治指南(2016年修订版)》

121

动脉粥样硬化性心脑血管疾病风险评估报告

在生成报告的同时，医院系统的后台还可以自动收集并及时导出所有患者的相关信息，包括真实世界中不同检测方法对检测结果的影响、不同危险分层患者的流行病学数据、达标率、治疗率、风险评估对医生/患者行为干预的效果评估，以及卫生经济学收益等，有利于促进科室/医院进行大数据分析及提高科研水平。

三、应用进展

"智能化 ASCVD 风险评估报告"初探成功，但我国血脂异常管理水平亟待提高。

经过前期近 2 个月的模块开发与对接测试，"智能化 ASCVD 风险评估报告"于 2017 年 2 月 17 日在心内科首次落地应用。经过 3 个月的正式应用，于 2017 年 5 月 27 日在第十一届东方心脏病学会议上正式发布。之后于 2017 年 9 月 21 日在中华医学会第十三次全国检验医学学术会议上再次发布。

经过分析初期近 3000 份报告数据，结果显示在中山医院就诊的住院及门诊患者中，绝大多数为极高危患者，各危险分层的患者比例分别为：极高危 71.6%、高危 15.4%、中危 4.4%、低危 8.6%。而总体人群的 LDL-C 达标率为 59.3%，极高危、高危、中危和低危分别为 51.5%、69.7%、88.6% 和 91.9%，极高危患者的 LDL-C 达标率最低，接近一半的患者不达标，这与中国大型多中心、横断面流行病学研究 DYSIS 的结果基本一致。

最近发表的中国成人血脂异常流行情况和 LDL-C 达标率的最新调研，利用第四次中国慢性疾病和危险因素监测调查（CCDRFS）数据，首次根据《中国成人血脂异常防治指南（2016 年修订版）》推荐的 ASCVD 危险分层分析我国人群 LDL-C 达标率。结果显示：在 ASCVD

极高危人群中，高达93.2%的人群LDL-C不达标且仅有14.5%接受药物治疗；在ASCVD高危人群中，74.5%的人群LDL-C不达标且仅有5.5%接受药物治疗。根据国家统计局的人口数据，结合本调研结果，全国大约有3.93亿人群LDL-C不达标，但采用药物治疗的人群仅有4890万。这充分说明，目前我国的血脂异常管理水平距离指南要求仍差距巨大，亟待通过对患者进行风险评估，实施更加精细化与精准化的血脂管理。

四、尚存问题及解决方案

在技术层面和应用层面制定相应的对策和措施。

"智能化ASCVD风险评估报告"的应用可能存在两个问题：一是技术层面，模块的开发与安装需要技术方面的支持与配合，对医院的系统具备一定的要求，而且医院的系统各有特点，所以不同的医院可能采取不同的模块版本并需要进行定制开发；二是应用层面，尤其是对于三甲医院的门诊医生，一方面门诊工作繁忙，其次门诊患者的信息不完整，所以医生难以有时间填写HIS系统的对话框信息，并为患者详细解释评估报告。如何解决这两个问题，尤其是应用层面的问题，需要各级医院根据自身情况，制定相应的对策和措施，如建立专门的评估小屋，配备专人负责ASCVD风险评估并给患者进行详细的报告解读与教育。

基于"智能化ASCVD风险评估报告"在复旦大学附属中山医院的成功落地与应用经验，可以逐渐推广普及至更多的医院，由三甲医院带动基层及社区医院，以提高我国血脂异常的检出率、提高血脂异常的诊断率和治疗率、改善患者的依从性及疗效，最终推动指南落地，提高中国血脂异常管理水平及ASCVD综合防治能力，助力我国心脑血

123

管事件"拐点"的早日到来!

【评语】

　　为了更科学地评估不同状况高危人群和血脂异常患者罹患动脉粥样硬化性心脑血管疾病（ASCVD）风险，并便于临床医生在短时间内快速获取繁杂的血脂相关检测信息和分层判断，研究人员参考"中国成人血脂异常防治指南"中 ASCVD 发病危险评估流程，结合"中国动脉粥样硬化心血管病发病危险评估的新方案"的发病危险测算，研发出智能化的 ASCVD 风险评估模型，以指导个性化评价诊断和针对性的治疗决策。该模型经过临床应用验证，可达到更高比例的分层诊断和评价，有利于患者的科学管理。本案例不失为一个有效的慢性病管理的适宜技术，值得总结和推荐。但同时也受各医院间信息化互联互通和应用本 ASCVD 风险评估模型的管理制度限制，需要管理层面和临床医生对 ASCVD 风险评估模型的认知和实际应用的配合。

血脂及心脑血管疾病危险因素综合管理模式探索及思考

中国成人血脂异常健康管理服务
试点项目专家组

为了探索构建中国成人血脂异常及心脑血管疾病危险因素综合防治模式和科学的政策依据，支持国家相关部门将血脂异常纳入中国人群心脑血管疾病危险因素综合管理和基层公共卫生服务，在卫计委基层司、疾控局和体改司的指导下，国家卫生计生委国际交流与合作中心组织开展了"中国成人血脂异常健康管理服务试点项目"。项目从2013年启动到2016年一期结束，历时两年余，对血脂异常及心脑血管疾病危险因素进行了系统回顾与数据分析，研究并初步制订了基层医务人员心血管疾病危险因素综合管理技术指南及服务规范，设计开发了适用于基层医务人员和公众的血脂异常知识管理系统，并同时在北京市、杭州市、深圳市的130余家社区卫生服务中心/社区健康服务中心开展了血脂异常管理试点探索。各子项目进展顺利，完成了项目设

125

定任务，并取得了预期效果。项目初步建立了具有中国特色的、防治结合的基层心血管危险因素综合管理服务模式与机制，为基层开展血脂管理提供了实践依据和适宜技术。

一、血脂管理的必要性

大量研究资料表明，以高胆固醇为主的血脂异常是冠心病、心肌梗死、心脏性猝死和缺血性脑卒中等心脑血管疾病的独立而重要的危险因素。世界卫生组织指出：全球 18% 的脑血管疾病和 56% 的缺血性心脏病归因于高胆固醇，2015 年中国 CDC 发表的数据显示我国 26.4% 的缺血性心脏病死亡归因于高胆固醇血症。另有研究显示高血压患者降脂治疗可以额外降低 36% 的心血管疾病和 27% 的脑卒中；糖尿病患者降脂治疗可以进一步降低 37% 的心脑血管疾病风险、48% 的卒中风险和 27% 的总死亡率。

近年来我国血脂异常患病率持续快速上升，血脂异常率从 2002 年的 18.6% 到 2012 年的 40.4%，增长了 1.17 倍，高胆固醇血症从 2.9% 到 4.9%，增长了 69.0%。

二、三高共管的可行性

近年数据显示我国超过 40% 的患者同时合并高血压、糖尿病和血脂异常。多项大型临床研究证实，将会产生"1+1>2"的协同作用。为探索中国成人血脂及心脑血管疾病危险因素综合管理模式，国家卫生计生委国际交流与合作中心在卫计委医改办、基层司、疾控局指导下开展的"中国成人血脂异常健康管理服务试点项目"证实，三高共管可以减少 69% 的重复管理，提高管理效率、减少管理成本。该项目还制定了包括血脂管理在内的《社区心血管疾病危险因素综合防治指南》；为基层开展血脂管理提供了实践依据和适宜技术。2016 年，我国第二版"血脂异常防治指南"已经发布。血脂异常与高血压、糖尿病具有很多共同的危险因素，干预措施是互惠互通的，在已经管理的"高血压"和"糖尿病"人群中进行血脂管理，不会增加基层人员太多的工作负担，还将提高基层医务人员的综合管理能力，提升心脑血管疾病的防控效果，提高病人的满意度，落实《健康中国 2030 规划》"共建共享、全民健康"的战略主题和《"十三五"卫生与健康规划》预期寿命提高一岁，慢病早死率降低 10% 的主要发展目标。特别是卫生经济学评估早已证实心血管疾病的综合管理最具成本—效益，基于我国的数据模型预测未来 15 年"三高共管"可以带来 3710 亿美金的社会净价值。

2014 年启动的"心血管高危人群早期筛查"国家专项防治工程，已经覆盖了 31 个省市自治区 141 个县，对基层医生进行了相关的培训，筛查了近 250 万人，已经筛出并管理心血管高危患者 60 万人。也显示了基层人员的血脂筛查和综合管理有一定的可行性。

三、血脂管理的测算

（一）基本公共卫生服务均等化管理的糖尿病患者

当前我国已纳入社区管理的糖尿病患者约 3100 万人，用于社区糖尿病管理的财政投入约为 57 亿元人民币。根据相关流行病学数据，这些糖尿病患者中合并血脂异常的患者数量约为 2300 万人，假设血脂异常患者管理成本为 50 元 / 患者（经过专家咨询，认为在管理血糖、血压基础上增加血脂管理，每个患者额外增加的成本约为高血压患者管理成本的 1/3，目前我国高血压患者人均管理成本约为 150 元），则需额外增加 11.6 亿元的财政投入，按照全国人口平均，约为 0.85 元 / 人。

127

（二）基本公共卫生服务均等化管理的高血压患者

与上述算法类似，当前纳入社区管理的高血压患者约 8700 万，基本公共卫生经费中用于高血压管理的金额约为 130 亿元。已管理的高血压患者中合并血脂异常的患者约 2940 万，针对这些患者开展血脂管理，需要额外增加财政投入约 14.7 亿元，按全国人口平均，人均约为 1.07 元 / 人。

（三）扣除糖尿病合并高血压和血脂异常患者

上述测算结果显示，在糖尿病和高血压患者中增加血脂异常管理，共需投入财政资金约 26 亿元，人均投入增加 1.92 元。但由于未考虑三高共患的患者比例，上述测算中一定程度上会高估需要干预的患者规模和财政投入的额度。根据全国营养与慢性病调查数据，（合并的率是多少）在扣除高血压、血脂异常、糖尿病三者共患的病例之后，目前已管理的高血压或糖尿病人群中，实际需要管理的血脂异常患者约为 3800 万，仍按血脂异常 50 元 / 人的管理成本，需增加的财政投入为 19.2 亿元，约合人均增加 1.4 元。

（四）单独管理全国 30% 的血脂异常人群

最新数据显示，中国成人血脂异常患病率为 40.4%（约 4.4 亿人），若面向全国成年人口单独开展血脂异常管理，在管理率达到 30% 的情况下，每个血脂异常患者的管理成本按 150 元计（每年一次血脂检测 30 元。四次随访，每次 30 元计），共需财政投入 198 亿元，这意味着在 45 元 / 人的经费标准上，需增加 14.47 元 / 人。如果只管理高胆固醇血症患者，则只需 1.62 元 / 人。

国内外多个研究证实了血脂异常干预对于降低心脑血管事件、改善人群健康、节约医疗费用的重要价值。2016 年高润霖院士研究团队通过卫生经济学模型评估了降脂干预对减少卒中、心梗、死亡以及医疗费用方面的社会经济价值。基于此模型，我们评估了血脂异常带来的社会和经济效益：仅以 3100 万糖尿病患者为例，若维持目前管理现状，不开展血脂规范管理，未来 15 年（2016—2030 年），这些患者中发生的心梗事件估计将从 26.6 万增加至 43.7 万人次，卒中事件将从 32 万增加至 55 万人次；如果加强血脂异常的规范管理和干预，则心梗每年有望减少 8.7 万 ~17.1 万人次，卒中每年有望减少 4.8 万 ~9.9 万人次。不仅避免大量患者及家庭罹患疾病威胁，每年更可节约数十亿元的医疗费用。

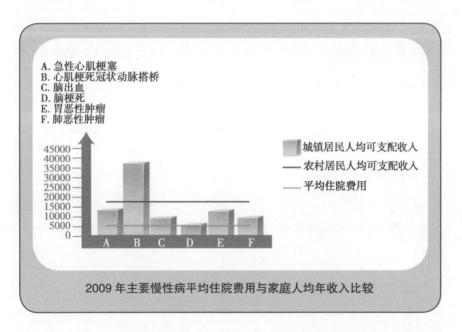

2009 年主要慢性病平均住院费用与家庭人均年收入比较

鉴于此，《中国成人血脂异常健康管理服务试点项目》专家组建议，将血脂管理纳入国家现有基本公共卫生服务项目高血压、糖尿病的管理中，实现三种危险因素的共同管理（三高共管），这种管理符合所有相关指南要求，是最具成本—效益的干预措施，可以产生"事半功倍"的效果，最大效率地遏制心血管疾病负担，助力健康中国。

【评语】

　　当前心血管病为我国居民的第一位死因，占总死亡构成的 40% 以上。高血压、糖尿病、血脂异常是导致我国心血管疾病攀升的重要原因。国家已将高血压、糖尿病管理纳入国家基本公共卫生服务均等化，并取得了较明显的效果，但血脂管理相对滞后，成为我国心血管病防治领域的"短板"。本案例依托"中国成人血脂异常健康管理服务试点项目"，探讨了在管理血压、血糖等心脑血管疾病危险因素的同时，同时纳入血脂综合管理的必要性和可行性；分别列举了高血压、糖尿病患者以及高血压合并糖尿病患者开展血脂异常管理所需经费，并与单独血脂异常患者管理作对比，不仅可以大幅降低心脑血管事件发生的概率，同时每年还可以节省数十亿元的医疗费用，可谓是"事半功倍"，此举值得借鉴学习。

传播探索篇

《正确认识胆固醇科学声明》：健康传播模式探索

中华预防医学会健康传播分会

一、实施背景

2016 年全国卫生与健康大会上国家主席习近平强调"没有全民健康，就没有全面小康。要把人民健康放在优先发展的战略地位"。《健康中国 2030 规划纲要》提出要普及健康生活，加强健康教育及提高全民健康素养。

我国成人血脂异常总体患病率高达 40.40%。《中国心血管病报告 2016》显示，心血管疾病占居民疾病死亡构成的 40% 以上，为我国居民的首位死因。心血管疾病负担日渐加重，已经成为关乎国家战略的重要因素，控制"胆固醇"、防治心血管疾病刻不容缓。

长期以来，公众都是"谈胆固醇色变"，2015 年《2015—2020 年美国居民膳食指南》和 2016 年《中国居民膳食指南（2016）》先后取消了胆固醇每日摄入上限，网上开始出现了各种要替"胆固醇"翻案的说法。胆固醇是不是可以随便吃？"高胆固醇引起冠心病"是不是世纪谎言？在这种情况下，公众的健康认知被严重混淆，血脂异常患者开始擅自停药，动物内脏、肥肉、鸡蛋等等也被"解禁"了，不再控制一日三餐，给公众健康带来严重不良影响。所以，及时稳定混乱局面，并通过权威声音及时向公众传递"胆固醇"的正确知识刻不容缓。

二、拟解决问题

1."胆固醇"争论引起轩然大波，并影响公众健康

随着美国和中国的膳食指南先后取消了胆固醇每日摄入上限，很多人改变了以往对"胆固醇"的态度，不再觉得"胆固醇"是个坏东西。与此同时，有些舆论开始对胆固醇"松绑"，认为胆固醇蒙受40年不白之冤、科学界承认40年以来的错误等等；而许多权威专家，尤其是权威临床专家主张应当严格控制"胆固醇"的摄入量，不能"敞开吃"。

这样，公众信赖的营养和临床界向公众所传递的声音发生冲突，加上许多"伪专家"乘机断章取义，导致舆论更加混乱。

2. 健康传播的"权威真空"——权威和伪权威鱼龙混杂导致信息传播混乱

133

许多临床专家、营养专家、营养师群体以及良莠不齐的信息源，从不同角度发布有关"胆固醇"的解释，通过媒体和自媒体持续传播不同的观点。但"权威"鱼龙混杂的情况，反而形成了传播上的"权威真空"——公众不知道哪种说法是准确的！同时，更为严重的情况是，临床专家和营养专家的观点并不完全一致，这也加剧了传播上的混乱。

在这种情况下，公众对胆固醇的认知出现偏差，临床上许多血脂异常患者开始擅自停药，甚至质问医生"被你们骗了这么多年，药都白吃了"；同时在一日三餐中，许多人不再有意控制"胆固醇"摄入量，给公众健康带来严重不良影响。

三、措施和做法

在此形势下中华预防医学会健康传播分会与各方权威专家沟通后认为，联合各方就"胆固醇认知"达成共识，以专业学术机构和学会的名义发布一项关于"正确认识胆固醇"的联合科学声明来解决问题。

2016 年 5 月至 8 月，中华预防医学会健康传播分会在原国家卫生计生委的中国健康知识传播激励计划（胆固醇管理）的支持下，首次联合临床营养、慢性病预防等权威学术机构（中华预防医学会慢性病预防与控制分会、中国营养学会营养与慢病控制分会、中华医学会心血管病学分会、中国心血管健康联盟）达成共识，于 2016 年 9 月初联合四家机构联合发布了——《正确认识胆固醇科学声明》，为公众提供了清晰、权威的健康指南，有效稳定了局面。同时为进一步帮助公众更好地理解科学声明，后继又发布了《正确认识胆固醇科学声明（科普版）》。

1. 跨领域达成共识

多领域的专业机构达成共识是整个实施中的重中之重。中华预防医学会健康传播分会联合中华预防医学会慢性病预防与控制分会、中国营养学会营养与慢病控制分会、中华医学会心血管病学分会、中国心血管健康联盟等相关学术机构权威专家，从 2016 年 5 月起，先后进行了三轮的沟通和讨论，最终就"正确认识胆固醇"问题达成共识，

134

并就如何发布和传播也分别进行了沟通和讨论，成为舆论风波中的"定海神针"。

2. 多权威机构跨界联合发声，打破"权威真空"

中华预防医学会健康传播分会联合中华预防医学会慢性病预防与控制分会、中国营养学会营养与慢病控制分会、中华医学会心血管病学分会、中国心血管健康联盟五大机构，在"权威真空"下，完成了临床、营养与慢病防控领域的跨界联合发声。多权威的联合，形成更大的"权威"，开创了多权威机构联合发布健康声明的传播模式。

3. 分人群传播专业版和科普版

《正确认识胆固醇科学声明》力求清晰简洁，同时主要针对临床医生、营养科普工作者、专业媒体等，针对传播信息源进行影响；除传统媒体、新媒体传播外，发动五家学术期刊刊登科学声明全文。

声明力求将专业学术知识"科普化"：考虑到公众对理解专业学术知识有难度，中华预防医学会健康传播分会联合四家学术机构后继推出《正确认识胆固醇科学声明（科普版）》，《科普版》回答了诸如"吃鸡蛋是不是就不用限制数量了？卤煮、动物内脏、肥肉等是不是也可以随便吃了？"等生活化问题，加上漫画等传播形式进行更为通俗易懂的教育传播。

135

4. 借势权威学术会议发布

声明借助行业最权威的大会进行发布，以推动相关报道的有效传播。

2016年9月3日，在2016中国慢性病大会上，由权威临床医学专家霍勇教授代表各机构发布《正确认识胆固醇科学声明》；2016年12月3日，在中国健康传播大会上，中华预防医学会副会长、传播分会主任委员孔灵芝亲自发布《正确认识胆固醇科学声明（科普版）》。

与此同时，发动临床医学界五大学术期刊分别刊登《正确认识胆固醇科学声明》，使专业从业人员在传播胆固醇知识方面有权威的科学依据。

5. 传播形式多样化

以详尽的可视化材料，作为传播核心信息的载体，在每个环节和活动中都力争使专家、患者、媒体等实现沟通和互动。

（1）电视节目：北京卫视《养生堂》、江苏卫视《万家灯火》推出"胆固醇管理"电视专题科普节目，在节目中详细解读了"正确认识胆固醇科学声明"，并现场演示心脏年龄测试，借助电视渠道的影响力，在全国范围内传播了胆固醇管理健康知识。

（2）公益广告：中央电视台评论员、中国健康知识传播激励计划项目宣传员白岩松与权威专家参与录制胆固醇管理公益广告，在CCTV-1、CCTV-9、CCTV-10、CCTV-12、CCTV-13等频道播出，向公众传播胆固醇管理的重要性（视频链接地址见文末备注）。

（3）漫画：漫画独具有夸张、幽默、诙谐的气氛，采用漫画这种公众喜闻乐见的传播形式，主题集中，标题醒目，表现手法简洁、轻快，传播内容使人一目了然、印象深刻，明显提高了传播效果。

（4）微信等新媒体传播：作为移动互联网时代用户的新宠，微信拥有庞大的用户群，借助微信的优势特性，在微信上设计心脏年龄测试互动，截至2016年底，参与者达到19203人次。

6. 自媒体第一时间发声

充分发挥媒体创造力，健康报、人民网、国家卫计委官方微信等健康类的权威新媒体，进行提前介入和支持，在发布会当即通过多平台发布形式多样的解读文章，集体对外发声，顺势造势，保证了核心信息传播的及时性和高效性，传播速度空前。

四、取得成效

1. 传播效果

我们搜集了论坛、新闻、知道、微博、微信、搜索引擎、视频和平面媒体电子版等 15 大媒体类型的网络数据，利用信息爬虫和位置爬虫程序，以及数据清洗原则，人工剔除无关信息和噪声，以确保数据的准确性。

据《正确认识胆固醇科学声明》发布会的有效声量统计，441 个网络新闻媒体、16 个新闻手机客户端、260 个微信公众号、11 家平面媒体电子刊、38 个论坛和 24 个新浪微博博主参与报道、传播了此次《正确认识胆固醇科学声明》，网络总声量达 860 条。

网络新闻方面，搜狐网、网易和微头条等门户网站均对此次发布会进行了详细报道。其中，凤凰网、网易发布的新闻有效曝光量均超过了 200 万，搜狐网有效曝光量超过 100 万，微头条有效曝光量超过了 70 万。

在党政媒体中，人民网、新华网和中国网等网站对发布会均有报道。其中，新华网、人民网和中国网等的有效曝光量分别为 47 万 IP、12 万 IP 和 8.3 万 IP。

在新闻手机客户端方面，新华社手机客户端发布的 2 篇相关视频报道、1 篇文字报道的总阅读量达到了 178.91 万人次；日均活跃量突破千万的新闻客户端今日头条、腾讯新闻客户端、搜狐客户端等对发布会均有报道。

微信公众号方面，累计阅读量 23.33 万人次；其中，"中国医学前沿杂志（电子版）"发布的 1 篇推送文章阅读量达 5.1 万余人次；"医学界心血管频道""羊城晚报岭南名医馆"的文章阅读量超过了 1.6 万人次，"调脂高手"等超过 1 万人次。同时，原国家卫生计生委、中国疾控中心等官方微信账号均发布相关新闻和漫画等。

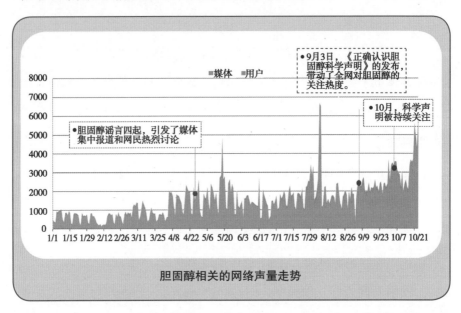

胆固醇相关的网络声量走势

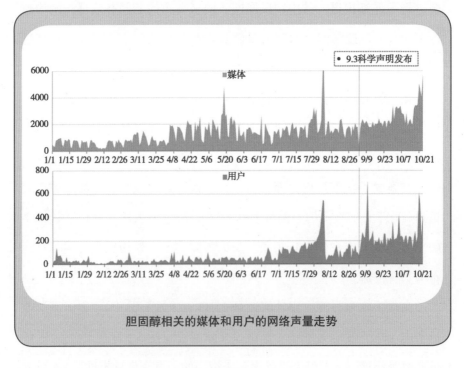

胆固醇相关的媒体和用户的网络声量走势

2. 借鉴意义：健康传播探索的里程碑

《正确认识胆固醇科学声明》是健康传播探索的一个新里程碑，政府、专家和媒体等各界反应非常积极。其开创性意义在于，首次系统地探索对热点健康话题的跨领域的"共识"和"联合发布"。

当出现政府无法及时响应的重大、突发健康热点话题时，学术机构应当尝试联合起来及时补位，引导公众对健康的正确认知，起到了非常好的示范作用。

同时，在舆论声音混杂的"权威真空"情况下，跨领域地将多权威联合起来，达成共识，并形成更大、更有影响力的"权威"，也为后续的系列联合发布提供了借鉴。截至 2017 年 8 月，又有《科学健走》《正确认识食品添加剂》《管理胆固醇防心梗》等联合发布陆续发出，同时其他机构也纷纷借鉴，传播健康知识，助力"健康中国"！

与此同时，中华预防医学会健康传播分会还支持和推动由国家卫计委疾控局、宣传司、中国健康教育中心、中国记协办公室联合发起的"中国健康知识传播激励计划（胆固醇管理）"项目，持续开展在全国范围内开展的胆固醇管理科普教育，从媒体传播到各地深入社区、医院的血脂检测等等，覆盖全国十余个省市，影响深远。

注：视频链接地址：http://v.youku.com/v_show/id_XMzAzNjQxODYzNg==.html

【评语】

在国民对高胆固醇健康危害认识严重不足的背景下，部分对取消胆固醇摄入量指标的科学性认识不清晰的业内人员和媒体人，借助现代自媒体加以标题式的"科学谎言""世纪欺骗"的蛊惑方式传播，在国民中形成许多错误的认知。

本文介绍的"科学声明"就是在这样的背景下，在最关键的时点学术权威机构挺身而出达成跨学科"共识"，打破了这一话题传播上的"权威真空"。采取迅速的权威声音联合立体传播（学术论坛、新闻报道、微博、微信、自媒体、视频和平面媒体等）方式及时澄清认识误区。从事后的媒体报道总阅读量、胆固醇相关的各种网络声量走势图来看，成效显著。

《正确认识胆固醇科学声明》是健康资讯传播一次里程碑式的成功探索，为多领域的健康传播提供了借鉴。

"健康汇"：汇聚多方资源 传播健康声音

新华网

心脑血管疾病是威胁我国居民生命健康的"头号杀手"，已成为影响国家经济社会发展的重大健康问题。据国家心血管病中心发布的《中国心血管病报告2017》推算，我国心血管病患病人数已达2.9亿，其中脑卒中1300万，冠心病1100万，肺源性心脏病500万，心力衰竭450万，风湿性心脏病250万，先天性心脏病200万，高血压2.7亿。

高发病率带来高致残率和高致死率，与之形成鲜明反差的是，患病人群的低知晓率、低治疗率和低控制率。另一方面，在信息化高度发达的今天，公众获取健康知识的途径变得更加方便和直接，与此同时"健康汇"的设计理念就是通过权威媒体有效连接医学专业人士与公众和患者，打破科学与公众之间的"高墙"，扩大心脑血管等慢性疾病相关知识的传播覆盖面，以提高公众的健康意识，促使公众改变不健康的生活方式，从而降低公众的心脑血管疾病发病率，并使心脑血

141

管疾病得到良好的防治。随着互联网技术的发展以及网民数量的不断增加，网络新媒体传播的影响力和辐射面越来越广，新华网作为国家通讯社新华社主办的综合新闻信息服务门户网站，是中国最具影响力的网络媒体和具有全球影响力的中文网站。通过在新华网开设的专题栏目"健康汇"中对心脑血管疾病相关知识的宣传，能起到良好的健康知识普及效果。根据数据反馈，节目的播出确实使心脑血管疾病的相关知识得到了一定普及，取得了良好的传播效果，为公众及时提供了权威的健康指导，为相关的系列话题的传播带来了非常有价值的借鉴意义。

一、实施背景

2016 年全国卫生与健康大会上国家主席习近平强调"没有全民健康，就没有全面小康。要把人民健康放在优先发展的战略地位。"《"健康中国"2030 规划纲要》提出要普及健康生活，加强健康教育及提高全民健康素养。

纵观我国心脑血管疾病防治整体上已取得初步成效，但面临的挑战依然很严峻。有数据显示，2002 年，中国 ≥ 18 岁成人高血压的知晓率、治疗率和控制率分别为 30.2%、24.7% 和 6.1%。《中国居民营养与慢性病状况报告（2015 年）》显示，中国 2012 年 ≥ 18 岁成人高血压的知晓率、治疗率和控制率分别为 46.5%、41.1% 和 13.8%，较 2002 年明显增高，但与发达国家相比，总体仍处于较低水平。同时，随着社会老龄化和城市化进程加快，居民不健康生活方式流行，我国居民心脑血管疾病危险因素普遍暴露，呈现在低龄化、低收入群体中快速增长及个体聚集趋势。

心脑血管疾病未被发现或治疗控制不及时将潜藏着更大的健康危

机，面对汹涌的疾病之势，2017 年 2 月 14 日，国务院办公厅发布《中国防治慢性病中长期规划（2017—2025 年）》，为以心血管疾病为代表的慢性病防治提供了指导性意见。根据《规划》以及在调查中发现的实际问题，我们发现，在心脑血管疾病的宣传教育中需要借助权威专家的力量和权威媒体的广泛传播，这种"强强联手"无疑大大提高了疾病知识的普及力度和效果，解决了大众在鱼龙混杂的信息中无法甄别正确的健康知识的困惑。

二、拟解决问题

提高患病人群和健康公众的疾病知晓、治疗，以及控制率，加强科普宣传是关键。

针对这一问题，我们需要通过合理有效的传播途径，加强心脑血管疾病相关知识的普及力度，向大众传播权威的科学知识，提高群众对于心脑血管疾病的认知，以此提升患病人群的知晓率、疾病治疗率和控制率。

三、措施和方法

1. 强强联合，打造优质健康传播平台

143

在疾病预防和控制方面，公众既需要正确的内容，也需要权威的平台。新华网联合了社会各界的力量，率先在国家官方媒体打造了慢性病领域的健康教育平台。通过对公众关注的健康话题调查，栏目首先确定了从心脑血管健康的话题开始，并在后期逐步向其他慢性病扩展。目前已经就胆固醇管理、高血压防治、慢性病依从治疗等话题邀请相关领域的专家和学者，走进演播室就公众关心的问题和容易出现的误区进行了讲解和讨论。此外，围绕社会讨论的健康焦点问题，例如如何正确认识胆固醇，栏目也邀请到诸多权威大咖，为公众答疑解惑。

在科普形式上，"健康汇"也是不拘泥于单一模式，力争通过形象化的音视频、生动的图文，以及简便易用的实用工具等形式进行科普知识传播，定期更新、丰富专区内容，汇总近期发布的专家访谈等科普知识，进行二次传播，扩大平台影响。

2. 权威讲座，宣传普及健康要点

权威专家的亲身讲解有助于受众的接受和信服，因此我们在考虑访谈嘉宾阵容方面首先定位在相关领域内公众熟知并有很强的业内影响的专家，同时在访谈内容的选择上也是更多的结合临床实践和公众生活习惯，这样就一反常规的"说教式"教育，更多是用老百姓生活中经常遇到的健康问题和困惑进行"情景式"讨论，大大提高了节目的观看率和科普效果。中国工程院院士、中国医学科学院阜外医院心血管内科首席专家高润霖教授、中华医学会心血管病学分会前任主任委员霍勇教授等知名专家在"健康汇"创办伊始就以视频的形式发来祝贺，并提出了对栏目的殷切希望。

"健康汇"开办至今邀请到了众多专家走进节目，为公众和患者答疑解惑，包括中国疾病预防控制中心梁晓峰副主任、北京安贞医院心脏内科中心主任马长生教授、北京大学第一医院心内科主任医师李建平教授、北京大学人民医院心脏中心副主任孙宁玲教授等。"健康汇"的平台不仅吸引了国内的知名专家，而且与很多国际知名专家有着广泛的合作。2017 年，我们将访谈演播室"搬到"了沈阳军区总医院的会议中心，邀请中国工程院院士、沈阳军区总医院全军心血管病研究所所长韩雅玲及美国心脏病学会的专家美国马萨诸塞州医学中心心血管中心首席心脏科主任 Aaron Kugelmass 教授、亨利福特医院 Akshay

Khandelwal 教授以及哥伦比亚大学医学中心 Henry Ting 教授等业界权威知名专家一道，就心梗的预防与治疗展开对话。在健康管理创新主题的讨论中，我们也邀请到了辉瑞全球首席医学官、美国著名的健康访谈类节目 The Doctors 的固定嘉宾 Dr.Freda Lewis-Hall，为网友介绍了美国最新的健康科技和管理理念。

3. 传播多样，扩大平台影响范围

在"健康汇"栏目的报道方式上，新华网充分运用多媒体报道优势，以访谈、微视频、图文等多种传播形式在 PC 端、移动端进行同步推广。

（1）视频：在文字、图片等多种传播形式中，视频具有直观、生动的特点，易于观众接受理解。在本次的媒体宣传中，选择视频作为传播核心信息的载体，通过专家访谈，使受众清楚详细地了解心脑血管疾病的相关知识，以取得良好的宣传效果。此外为便于移动终端的收看，充分利用收看观众的碎片化时间，我们将访谈的长视频，按照话题和问题，分割成 3~5 分钟的短视频，更加符合公众的收看习惯，提高视频教育的效果。

（2）图文：图文的传播形式能够方便受众进行阅读和思考，符合当今移动手机的宣传需要。醒目的标题和详细的介绍，不仅能够使受众在短时间内了解，也方便受众收藏或进行转发，这与当前发展迅速的新媒体的传播途径相契合，能够扩大传播的覆盖面，提高传播率。

145

（3）网络、手机客户端等新媒体传播：充分发挥网络传播效力，以及新媒体传播创造力。随着网络技术以及移动新媒体技术的发展，智能手机已成为大部分受众接受信息的主要途径和方式。本专题栏目不仅在新华网首页设有链接，并且在新华网 APP 和手机网页中同步呈现，保证了核心信息传播的及时性和高效性，传播范围广、效果好。

 四、取得成效

1. 传播效果

自从"健康汇"开播以来，无论在浏览量，还是公众影响力，都取得了显著的效果。平台的访问者数（独立 IP）已经突破 2500 万，同时在百度搜索结果中，"健康汇"始终位居前五位。

日期	节目	24h 点击量	累计点击量
2017 年 1 月 10 日	《新华会客厅：心脑血管疾病与胆固醇管理》	820368	1338068
2017 年 1 月 12 日	《新华会客厅：心脑血管疾病患者的管理及用药依从性》	798027	1408331
2017 年 4 月 5 日	《新华会客厅：抑郁症不是"坏心情"早诊早治摆脱抑郁困扰》	542285	997233
2017 年 5 月 8 日	《新华会客厅：警惕高血压风险 实现科学管理》	612281	1028892
2017 年 7 月 4 日	《新华会客厅：正确认识胆固醇 关注血脂健康》	713697	1096099
2017 年 7 月 28 日	《新华会客厅：关注心梗防治 加速心血管疾病"拐点"到来》	802016	1204664
2018 年 1 月 11 日	《新华会客厅：长期失眠需警惕抑郁焦虑情绪》	1040115	1333371
2018 年 6 月 22 日	思客特别节目《医疗创新如何让我们更健康》	7565002	10171658

截至 2018 年 7 月 25 日

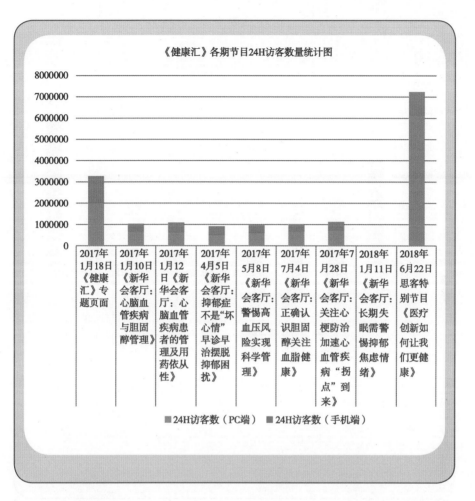

《健康汇》各期节目24H访客数量统计图

2. 借鉴意义

传播权威健康科普知识，作为主流媒体新华网责无旁贷。就是要通过打造"健康汇"这样的平台，在网民和权威专家之间搭建桥梁，充分利用新华网的影响力，引导公众对心脑血管疾病等慢性疾病的正确认知，树立起良好的健康意识，为服务"健康中国"做出媒体应有的贡献。

建立健康知识传播的媒体战略平台，利用权威媒体的覆盖范围与影响力，以生动有趣、大众喜闻乐见的方式传播科普健康知识以达到公众教育的目标，是高效又惠及大众的创新举措，这对于其他类型的健康知识传播具有良好的借鉴意义。

147

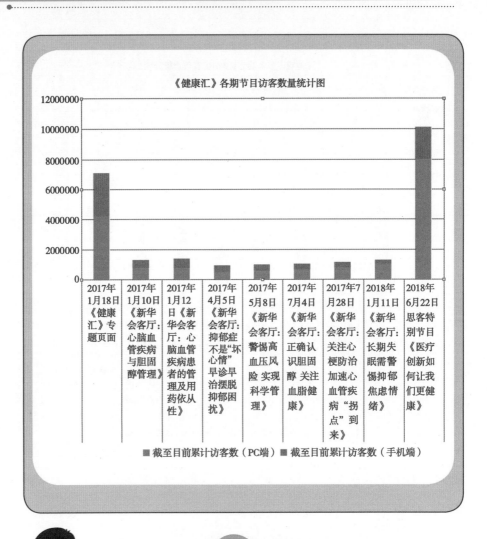

《健康汇》各期节目访客数量统计图

■ 截至目前累计访客数（PC端）　■ 截至目前累计访客数（手机端）

【评语】

心血管疾病防治工作的首要问题是提高公众对心血管疾病患病及其危险因素的知晓水平。在这方面，大众媒体是大有可为的。

就像本案例说的，"关键点就在于打破科学与公众之间的'高墙'，扩大心脑血管疾病相关知识的传播覆盖面，向更多的群众普及健康知识，以提高公众的健康意识"。随着互联网技术的发展以及网民数量的不断增加，网络新媒体传播的影响力越来越大，辐射面越来越广。正是基于这种背景，新华网等权威门户网站，创建健康科普宣传平台，通过"健康汇"等权威栏目开展健康传播，充分利用大众喜闻乐见的"专家访谈"等视频传播方式，起到了很好的健康知识普及效果。

本案例还开辟新华网 APP 和手机网页传播方式，将健康核心信息通过现代传播媒介的及时性和高效性的特点，收到更为广泛的传播效果。从 24 小时的访客数量统计，都是达到百万、千万级受众面，这是传统教育传播难以企及的。

149

共同行动　打出"胆固醇管理"组合拳

中国健康知识传播激励计划（胆固醇管理）项目

"中国健康知识传播激励计划"（以下简称"激励计划"）正式创办于 2005 年，是由国家卫生健康委员会疾病预防控制局、宣传司、中国健康教育中心和中国记协办公室联合发起并指导的全国健康知识传播战略平台，旨在调动媒体与医务人员的积极性，创新性地传播慢性疾病防控健康知识，帮助公众防范慢病及相关危险因素；同时，调动社会力量共同应对慢病给国民健康带来的重大挑战。

一、实施背景

国家心血管病中心发布的《中国心血管病报告 2017》显示，居民血脂异常检出率呈高发状态，心血管疾病死亡率居各种疾病之首，平均每 5 例死亡中就有 2 例死于心血管疾病，低密度脂蛋白胆固醇（俗称"坏胆固醇"）升高是心脑血管疾病的最重要的致病因素之一。因此，控制"坏胆固醇"对于减少心脑血管疾病的发病及死亡、提升国民健康水平、减轻国家慢病负担都具有举足轻重的意义。

自 2014 年至今,"激励计划"连续五年推进"胆固醇管理"项目(以下均简称"项目")。该项目面向公众和媒体,开展以"胆固醇管理"为核心的心血管疾病防治知识普及和教育,并收到了很好的效果。

 ## 二、拟解决问题

搭建多方协作平台,探索心血管疾病预防、控制模式,助力"健康中国2030"规划纲要和慢病中长期规划相关目标落地:

1. 通过创新的传播方式,强化媒体、公众、医生等对于胆固醇管理的准确认知。吸引更多医护人员参与相关科普教育,提升公众的胆固醇管理意识和能力。

2. 以试点城市为手段,探索城市心血管疾病管理模式和解决方案。

3. 借助互联网技术的创新,探索心血管疾病知识传播、行为干预模式,开发和推广适宜的技术,推广血脂检测活动,提高公众对心脑血管功能异常的知晓率与控制率。

151

4. 促进全国各地心血疾管病防控经验的总结、交流和应用。

 ## 三、措施和做法

(一)举办全国健康知识科普大赛、科普训练营、科普征文等活动

为号召更多的医学专业人士加入血脂管理的科普行列,项目组在全国范围内向广大医生征集以"胆固醇管理"为主题的科普作品,多

次举办全民健康知识科普大赛，以竞赛形式传播胆固醇管理知识。

2014 年，项目在上海，借势"世界糖尿病日"，开展了"胆固醇管理知识共享会"；在厦门，组织了"胆固醇管理知识大 PK"；在成都青羊区，开展了"社区群众知识竞赛"；在杭州和广州，分别举办了"澄清胆固醇管理误区"的活动。

2015 年及 2017 年，项目发动了十余个省市的国家慢病综合防控示范区，因地制宜地试点开展了丰富多彩的胆固醇管理的传播和血脂检测等活动。

2017 年，项目还联合中国疾控中心，举办了"中国健康科普大赛"。本次大赛同时举办了两期健康科普训练营，来自全国各省（自治区、直辖市）疾控中心、健康教育机构以及中国疾控中心直属单位的 80 余人参加了培训。

在大赛期间，项目开展了科普征文活动，鼓励基层医务工作者创作让群众"看得到、看得懂、学得会"的健康科普作品。共征收"管理胆固醇防心梗"主题作品 300 余篇，作品来自 18 个省（自治区、直辖市），包括图文类、视频类和演讲类。

（二）出版"血管保卫战"题材的科普读物，制作胆固醇科普视频

1. 科普读物《血管保卫战——把胆固醇管起来》

2015 年出版的《血管保卫战——把胆固醇管起来》，是"胆固醇管理"项目的重要成果，同时也是中国首部由一线医学专家联合撰写的血脂管理科普书。本书由全国 45 位医学专家联合撰著，全方位地阐述了胆固醇的相关知识，科学、权威，又不乏生动的案例，直观讲解了"为何管理胆固醇""如何管理胆固醇"和"胆固醇管理常见误区"等内容。中央电视台评论员、中国健康知识宣传员白岩松亲自撰写文前

寄语，呼吁公众做一个"有胆有识"的人，用医学常识和社会共识来"把胆固醇管起来"。2017年该书被中华预防医学会推荐为慢性病防治优秀科普作品。

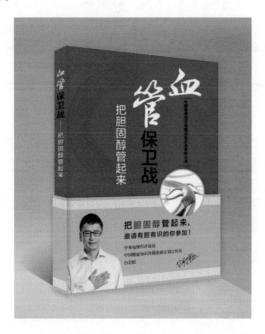

2. 科普读物《血管保卫战 II——血脂管理优秀案例》

《血管保卫战 II——血脂管理优秀案例》是一本反映中国地方血脂异常管理经验的案例集。项目通过专家和主管政府推荐，收集并整合血脂异常管理方面的优秀案例，编辑成书。本书旨在分享各地经验，将作为全国疾控系统培训教材，在全国慢病综合防控示范区进行推广。

3. 胆固醇科普视频"三分钟谈心血管疾病"

项目制作发布了"三分钟谈心血管疾病"视频。视频中，多位专家深入浅出地讲解了心血管疾病的成因与危害。2015年，该视频在北京111家医院的508块屏幕上每天展播8次，直接与心血管疾病患者面对面，受益人数多达6127.2万人次。

153

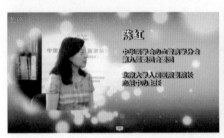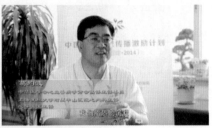

"三分钟谈心血管疾病"视频

4. 宣传短片与电视台专题节目

联合电视媒体，制作开展"关注胆固醇"系列的相关节目，如：北京卫视养生堂 2 期、江苏卫视《万家灯火》节目 4 期、上海电视台连续 3 期专题等，收视率均高于平均值。江苏卫视的《万家灯火》是一档以中老年为主要观众群体的健康传播节目，在全国同时段的节目中收视率排名前三。项目与《万家灯火》栏目共同推出血脂管理专题节目，邀请了阜外心血管病医院的陈伟伟教授及上海长海医院的邹大进教授担任节目嘉宾，专业地阐述了血脂管理的重要性和方式方法。

2016 年，项目精心制作了针对心血管健康的胆固醇管理公益广告，由白岩松担任宣传员，该公益广告登陆中央电视台 7 个频道，获得了社会上极大的关注与反响。

（三）推动"心脏年龄"与血脂检测工作

1. "心脏年龄"测评

心脏是人体运转的发动机，需要细心的呵护；然而近年来，人们不健康的生活习惯已经让它提前衰老。项目响应医护工作者的呼吁，在国家心血管病中心开发的"心脏年龄"测试的基础上，展开了持续有效的工作。

2016 年，项目开发了"心脏年龄"微信测试，从身高、体重、运动、饮食、吸烟和家族史等多方面进行评估。测试者可以借此了解自己在未来十年内发生心血管事件的风险，尽早管理自己的胆固醇等相关危险因素。2017 年，项目开发制作了"心脏年龄"测评的相关软件，并制作"防心梗"提示卡片，向社区群众发放。

通过落地活动、电视节目、网络传播等，"心脏年龄"测试数据突破 78 万人次，至今测试人数仍在持续增长。

落地活动：依托慢性病综合防控示范区推广平台项目，发动和协助国家慢病综合防控示范区推广"心脏年龄"测试，并以此为抓手向公众传播心脑血管疾病防控知识，干预影响心脑血管健康的相关危险因素。

电视节目：北京电视台《养生堂》栏目及中央电视台《健康之路》栏目各自制作了两期"心脏年龄"专题节目，并在节目邀请中国医学科学院阜外医院陈伟伟教授对"心脏年龄"测试的使用进行了讲解，结合相关科学知识，让大众了解到了心血管疾病带来的风险。

网络传播：在节日等热点话题期间，微信公众号"大 V"账号等对"心脏年龄"测试进行推广，多篇文章阅读量达到"100000+"，引起了公众的广泛关注。

2. 健心行动

为探索中国城市血脂管理解决方案，促进血脂检测率的提升，进而推动心血管疾病死亡率的下降，项目依托国家慢病综合防控示范区继续开展胆固醇管理试点，在原有基础上启动了"健心行动"。项目将在政府指导下，依托专业机构的专家智库，建立大众健康教育平台，为"健心行动"提供技术支持；依托胆固醇管理项目，为试点城市提供工具、项目落地支撑，以及相应的资金支持。健心行动一经推出便得到全国 10 余个国家慢综合防控示范区以及成都、宜昌和太原等城市的大力支持。

（四）一省十城，全国推广

项目致力于心脏健康、血脂检测的宣传和推广工作，以城市为单位，将工作由北京、上海、广东等经济发达地区向内地推进，依次举

155

办了"十城同心画布签名"活动与"一省十城：世界心脏日开展大型联合测血脂"活动。5 年来，在胆固醇和血脂管理方面，覆盖地域和认知人数都有了明显变化。

各地示范区还自主开展了形式多样的落地活动。如：广州市番禺区胆固醇管理小组，成都市青羊区读书会与"行为艺术话心梗"活动，天津市"医体融合促健康"活动，浙江省"六城联动测血脂"活动（杭州、宁波、温州、丽水、湖州和衢州等重点城市同步开展大型血脂检测和胆固醇教育等系列活动），等等。

（五）建立健康科普资源库

近期，健康科普资源库的网站已上线（www.kepujiankang.com）。智库收录了与胆固醇相关的研究文献、科普文章，发布"心脏年龄"测评数据，总结示范区城市的工作经验与亮点，致力于打造全国性的健康科普有效服务平台。

四、取得成效

项目执行 5 年来，在各方的共同努力下，取得了良好的社会效益。

1. 全国推进，亿人覆盖

项目调动了 10 个重点省市的国家级慢病防控示范区、数十位心血管病专家、上百家主流媒体积极参与其中。截至 2018 年，项目影响力已覆盖 30 个城市、300 多名医护工作者，通过广播、电视、音频媒体等传播途径，使项目活动在全国拥有过亿受众。

2. 关注提升，受众年轻化

各地民众对"血脂""胆固醇管理"的关注逐年增长，与胆固醇相关的疾病也引起了更多的重视。其中一个重要的特点是：关注者年龄的年轻化。关注者以 40~49 岁的年龄层为多，并且越来越多年轻人开始通过网络了解"血脂"相关知识。

五、相关建议

心血管疾病严重威胁人类健康，而做好"胆固醇管理"工作，是预防、治疗心血管疾病的关键。在未来的工作中，"激励计划"将认真贯彻落实有关政策要求，进一步完善"胆固醇管理"项目的内容，积极推进项目的实施与落地，开展以"测血脂，知风险，早干预，防心梗"为核心的心血管疾病防治知识普及活动，进一步提升公众的胆固醇管理意识和能力，促使心血管疾病死亡率拐点早日到来。

【评语】

近些年，胆固醇屡屡成为热点话题，随着2015年中美膳食指南相继取消食物胆固醇摄入上限，胆固醇更成为大众关注的焦点，各种观点甚至是谬误混淆视听，让百姓无所适从。

中国健康知识传播激励计划积极探索心血管疾病知识传播和行为干预模式，连续5年推进胆固醇管理项目，通过多样化、创新性手段提高传播效果；通过活动间的有效衔接，使教育层层深入；通过广泛动员，提高参与度和覆盖面，有效提高了媒体和民众对胆固醇的关注和认知。

健康知识传播激励计划并未把胆固醇管理做成一个单纯的教育项目，而是打出传播、干预、推广的组合拳。"心脏年龄测试"将提醒测试个体关注心血管疾病风险，而"健心行动"则为城市提供了心血管疾病干预的解决方案。

157

他山之石篇

美国百万心脏项目

摘要：心脏病是美国居民的头号杀手，占美国居民死因的三分之一，且造成了巨大的经济费用损失。为此，美国卫生与公共服务部（DHHS）、美国医保与医助服务中心（CMS）于2011年发起了"百万心脏"健康促进项目，目标是在接下来的5年中，让美国减少100万例心脏病和卒中新增病例。该项目的策略简称"ABCS"（A：服用阿司匹林，B：加强血压管理，C：加强血脂管理，S：戒烟）。该项目广泛动员联邦政府、社区医院、卫生服务系统、非营利机构和个人组织共同参与，各自结合自身的职责和资源，针对心脏病高危人群开展健康促进，取得了显著效果。初步结果显示，心脏病发作90天内，心脏病相关的死亡风险下降了88%；胆固醇筛查患者从55%升至97%，胆固醇水平达标患者从26%升至73%。

一、项目背景

心血管疾病是美国头号死亡原因，也是美国黑人中降低预期寿命的最大原因。每年，超过两百万美国人心脏病发作或发生卒中，美国三分之一的死亡来自于心血管疾病。一项调查显示，心血管疾病导致的直接成本和总成本约为 2730 亿美元和 4440 亿美元。以目前的趋势，即便校正了通货膨胀等因素，心血管疾病的直接医疗费用在未来 20 年预计仍会增长为现在的 3 倍。

根据美国疾病预防与控制中心的全国健康和营养调查（NHANES）的数据估计，高低密度脂蛋白胆固醇、高血压和吸烟这三个风险因素，是美国最需要控制的。这份报告总结的结果发现，49.7% 的美国成年人（约 1.073 亿人）有至少以上三个风险因素中的一种。针对心血管疾病主要危险因素（如高血压、高胆固醇、吸烟）进行管理的策略，可以大大减少心血管疾病的负担。

然而，目前美国人民对于危险因素的预防和治疗现状并不乐观。半数美国成人吸烟或高血压或胆固醇未得到控制，很多人都有 1 个以上的心血管危险因素。其中，只有三分之一的高脂血症被充分管理，仅有不到一半的患者高血压得到控制，不到一半的缺血性心脏病患者日常服用阿司匹林或其他抗血小板药，不到四分之一的试图戒烟的吸烟者能够得到戒烟辅导或使用药物。

二、项目策略

1. 何谓"百万心脏"？

为减少心血管疾病的重要危险因素在美国人群中的流行，减轻美国心脏病和卒中的负担，美国卫生与公共服务部（DHHS）、美国医保

161

与医助服务中心（CMS）、联邦、州和地方政府机构以及大批私有合伙人团体投入了两亿美元，于2011年9月13日宣布启动"百万心脏"行动，旨在通过实施经过证实的、有效、价廉的干预措施，在未来5年让美国减少100万例心脏病和卒中新增病例。

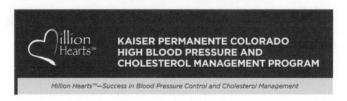

2. "ABCS" 策略

该运动联合了中央政府，全国的社区医院，卫生服务系统，非营利机构，和个人组织。项目提出了慢病预防的"ABCS"策略和重要指标，其中，A 代表阿司匹林；B 代表血压管理，C 代表血脂管理；S 代表戒烟，由诊所落实对心血管疾病的预防工作。

三、项目目标

愿景

这一由国家倡议的项目，旨在督促医疗机构和社区实施有效的干预措施，通过赋予人们做出健康选择的权利，减少心血管疾病的危险因素在美国人群中的广泛流行，减轻美国心脏病和卒中的负担。重点帮助美国人做出健康的选择，包括提高降胆固醇、降血压药物在高危人群中的使用、预防吸烟、降低盐摄入和反式脂肪的消耗等。

总目标

在5年内（到2017年）防止100万起心脏病和中风发作。该计划也将服务于达成美国《健康公民2020计划目标》。

具体目标

2011 年，美国仅有 33% 的人胆固醇水平得到控制，47% 的心脏病高危人群服用阿司匹林，只有 46% 的高危人群血压得到控制。美国卫生与公众服务部的目标是，到 2017 年，美国居民胆固醇管理的比例从 33% 提高到 37%，血压控制的比例从 46% 提高到 70%，烟民的比例由当前的 19% 降至 17%，美国人的盐分摄入比当前下降 20%，反式脂肪的消耗下降 50%，65% 的心脏病高危人群服用阿司匹林并控制好血压和胆固醇水平。

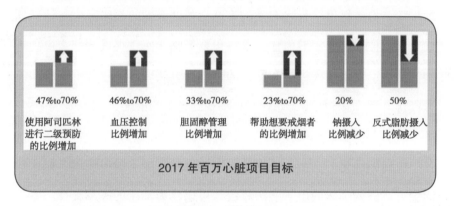

2017 年百万心脏项目目标

项目同时指出，为达到预防心脏病发作及预防卒中的目标，医务工作者和公共卫生工作者应做到：

（1）使用医疗信息技术：使用电子健康档案及其他健康信息技术明确需获得改善 ABCS 支持和之后跟踪随访的患者。

（2）以团队为基础提供健康管理：进行临床革新，包括让每位与患者互动的医疗人员都具备高水平的技能与执照；在临床支持的同时进行自测血压检测；对于 ABCS 管理工作突出者予以奖赏及认可等。

四、具体实施

1. 提供项目自己的指南

百万心脏行动有自己的系列指南，为临床医生、公共卫生从业人员、公司雇主和大众提供了以证据为基础的改善心血管健康的策略。每一份指南都提供了行动步骤，具有自己的特色，以帮助更多的美国人过上健康的、没有中风和心脏病的生活。

每个指南的产生，都遵循科学的流程。以胆固醇为例，专家组总结了大量的随机对照试验的证据。根据生活方式和风险评估工作组的报告，提出在最有可能从降低 ASCVD 风险中受益的人群中应当应用适当强度的他汀类药物治疗。《高胆固醇血症控制：提供给临床医生的行动步骤》指南提供了行之有效的策略，帮助繁忙的临床医生与他们的病人一起控制高胆固醇血症。策略包括为临床医生提供诊疗、提高药物依从性、优化病人提醒和支持的创造性方法。其中包含了资源和参考资料，帮助临床医生为每一步行动找到更多的依据。

2. 提供项目自己的方案

找到标准化的、基于证据的方案，以供临床实践中使用。把这些治疗方案嵌入临床的电子病历系统，可以作为临床的决策支持。鉴于本书聚焦胆固醇，下面以 ABCS 中的胆固醇这一风险因素的管理举例：

低密度脂蛋白胆固醇（LDL-C）是心脏病、中风和动脉粥样硬化性心血管疾病（ASCVD）的主要危险因素。2013 年，美国心脏病学会（ACC）和美国心脏协会（AHA）发布了新的治疗血液胆固醇的临床指南，以减少成人的 ASCVD 风险。人们可以使用指南中的流程图创建个性化的胆固醇管理方案。

3. 发挥医保调配功能、建立激励机制

在百万心脏的员工计划中，重要的举措之一是由医保为控制胆固醇等高危因素的药物治疗提供 100% 或较高的报销比例，并提供一对一的胆固醇相关的医疗咨询。

摘自百万心脏指南中的一段话："应对主要心血管疾病危险因素的

策略，如高胆固醇、高血压和吸烟，可以大大减轻心血管疾病的负担。然而，只有46%的高血压患者和33%的高胆固醇成年人拥有这些条件，而试图戒烟的吸烟者中只有23%的人得到了帮助。"下表展示的是从经济层面项目使用的激励策略。

较高影响力的激励策略

	行动步骤
胆固醇与高血压管理	● 扩大医保范围，避免或减少患者在胆固醇/血脂控制药物、血压控制药物或家庭血压检测设备相关的现金支付 ● 提供一对一或小组的生活方式咨询，对于高血压、高血压前期或高胆固醇血症的职员进行跟踪监测

4. 重视企业雇主的力量

企业雇主在改善个体心血管健康方面发挥着不可或缺的作用，可通过创造特定工作环境对胆固醇管理、血压管理、烟草控制、改善营养和身体活动进行支持。这一策略借鉴了美国疾病控制与预防中心工作环境健康积分卡（HSC）的设计。

5. 倡导大众

项目倡议大众通过了解你的风险来预防心脏病和中风。每周坚持锻炼30分钟；了解你的ABCS；保持健康的饮食习惯，吃富含新鲜水果和蔬菜的健康饮食，吃低钠、低饱和脂肪、低反式脂肪和低胆固醇的食物；遵从医生的用药说明和治疗计划来控制你的心脏健康。

五、项目运营特点

1. 借力使力，降低运营成本

百万心脏将充分利用已有项目的财政投资，寻求结合点，基本不需要新的公共支出。自愿的行动将简化、协调及主动操作医生的报告需求，减少管理负担，改善预防和护理质量。

2. 最大化透明，提高公众自觉性

该项目对公众完全透明，借助媒体和各种渠道大力宣传，激发公众自我管理意识，项目期望使美国的卫生系统能够满足 21 世纪的新需求——患者为中心。

3. 多维度，广覆盖

心血管疾病预防工作有两个场景：诊室和社区。

在诊室，百万心脏倡导聚焦"ABCS"的干预，即针对高危患者使用阿司匹林（A）、控制血压（B）、胆固醇管理（C）和戒烟（S），运用 ABCS 管理能够较其他临床预防措施预防更多的死亡。

在社区，预防工作主要是促进健康方式的选择。该行动致力于降低低密度脂蛋白胆固醇、降血减少吸烟、改善营养。

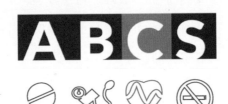

| 适当应用阿司匹林 | 血压控制 | 胆固醇管理 | 戒烟 |

166

六、项目质量控制体系

百万心脏项目的重点是驱动社会采用一套集中了有效的心血管疾病预防措施的 ABCS 策略，在临床实践、医疗保险、政策制度制定者和公共及非公共设施系统中，均使用 ABCS 进行指导和标准化，该行动与国家医疗质量考核计划挂钩，以便最终达到更好的预防效果。

为此，项目重点推行了一系列针对 ABCS 的有效的临床质量控制指标，并对这些指标进行调整以适用于参与倡议的公立和民营医院开展质量评估。

胆固醇管理的评估指标

领域	评估指标
胆固醇管理	预防护理及筛查：胆固醇 – 空腹低密度脂蛋白（LDL）检测及空腹 LDL 危险分层 20~79 岁患者进行了空腹 LDL 检测且空腹 LDL 危险分层不高于推荐 LDL 目标
胆固醇管理 – 糖尿病	糖尿病：糖尿病患者的 LDL–C 控制 18~75 岁糖尿病患者中最近一次 LDL–C 水平检测提示获得控制（<100 mg/dl）的比例
胆固醇管理 – 缺血性血管病（IVD）	IVD：完整血脂检查套餐，LDL–C 控制 ≥ 18 岁的 IVD 患者 12 个月内接受了至少一次血脂水平检测且最近的 LDL–C 水平提示获得控制的比例

与此同时，该活动还被纳入三项全国性的医疗质量控制体系中，它们分别是：

（1）国家质量论坛（National Quality Forum，NQF）

（2）CMS 医生质量报告系统（CMS Physician Quality Reporting System）

（3）临床医疗服务医保电子病历激励计划（CMS Medicare EHR Incentive Program）

167

在上述质控体系中，胆固醇管理的指标是在测量期间，接受处方或服用他汀类药物治疗的高危患者的百分比。

 ## 七、项目工具——ASCVD 风险评估工具

动脉粥样硬化性疾病（ASCVD）风险评估工具，在没有 ASCVD 的患者中计算和估计他们在 10 年和终生罹患 ASCVD 的风险。通过输入

基本的人口学特征和医疗信息，人们可以使用计算器来确定一个人的 ASCVD 的预估风险。ASCVD 风险评估也可用于帮助医生和患者讨论如何降低 ASCVD 的风险。

美国心脏病学会（ACC）基于百万心脏项目的策略，开发了 10 年 ASCVD 风险评估工具，这个工具可以检测 10 年后得心血管疾病的概率，如果按照这个工具的推荐，预计美国可以预防 50 余万的心血管事件，并节省 146 亿美元的医疗成本，效果非常显著。

八、项目成果

百万心脏参与者广泛，不仅包括了全美 50 个州和哥伦比亚特区，还包括 120 个官方合作伙伴及 20 个联邦机构，可以说是全美国都在为百万心脏项目一起努力来预防心血管疾病（CVD）。

百万心脏实施的开始两年，约有 115000 心血管事件被预防，与预期的事件数量相当。如果用相同的方法确定事件的发生数量，据估算从 2012 年到 2016 年可能已经阻止了多达一百万的事件的发生，预计该项目预防疾病的速度将至少持续到 2019 年。

这里以百万心脏计划的优秀获奖案例——科罗拉多州著名的凯萨胆固醇和高血压管理项目为例进行介绍。

该项目的地点是在美国科罗拉多州，依托凯撒医疗公司的健康保险系统，建立了患者登记册和宣传单，对所有高血压和胆固醇患者进行管理。项目的目标受众是丹佛大都市区，18 岁及以上；大多数为中等收入的居民。结果显示：心脏病发作 90 天内，心脏病相关的死亡风险下降了 88%；胆固醇筛查患者从 55% 升至 97%，胆固醇水平达标的患者从 26% 升至 73%。

参 考 文 献

1. http://circ.cmt.com.cn/detail/28504.html

2. Roger VL,Go AS,Lloyd-Jones DM,et al.Heart disease and stroke statistics-2011 update:a report from the American Heart Association.Circulation 2011;123:e18-209.

3. Heidenreich PA,Trogdon JG,Khavjou OA,et al.Forecasting the future of cardiovascular disease in the United States:a policy statement from the American Heart Association. Circulation,2011,123:933-944.

4. Farley TA,Dalal MA,Mostashari F,et al.Deaths preventable in the U.S.by improvements in use of clinical preventive services.Am J Prev Med,2010,38:600-609.

5. https://www.cdc.gov/mmwr/preview/mmwrhtml/mm6036a4.htm? s_cid=mm6036a4_w

6. http://news.medlive.cn/all/info-progress/show-29270_129.html

7. Frieden TR,et al.N Engl J Med,2011,365(13):e27.

8. http://millionhearts.hhs.gov/learn-prevent/prevention.html

9. http://millionhearts.hhs.gov/files/MH_CQM.pdf

10. http://millionhearts.hhs.gov/about-million-hearts/index.htm

11. http://millionhearts.hhs.gov/Docs/MH_Employer_Action_Guide.pdf

12. Stone NJ, et al.2013 ACC/AHA Blood Cholesterol Guideline

13. http://millionhearts.hhs.gov/docs/SS_Colorado.pdf

美国健康国民计划

摘要： 美国从20世纪80年代开始实施健康国民计划，每个计划提出下个10年要达到的国民健康目标，这些计划包括《健康国民1990》《健康国民2000》《健康国民2010》《健康国民2020》，这些计划根据全国疾病和健康危险因素数据，确定优先解决的健康问题和优先功能于领域，这些计划强调影响健康的决定因素，包括政策与环境因素、个人行为生活方式因素、职业危害因素等。这些计划采取政策改革、环境改善、名人和媒体倡导、社会动员等综合健康传播策略，在健康改善方面取得了显著效果，极大地提升了全民健康水平，是健康促进和疾病预防的经典。

 一、项目背景

从国际环境看，1977年，世界卫生组织制定了"2000年人人健康

（Health For All By The Year 2000，HFA/2000）"的战略目标。为推动这一全球性健康战略的实现，1978 年，世界卫生组织和联合国儿童基金会发表的《阿拉木图宣言》指出：推行初级卫生保健（Primary Health Care，PHC）是实现 HFA/2000 目标的基本策略和基本途径。

从美国国内环境看，20 世纪，随着社会经济的发展，医学的不断进步，危及生命的传染性疾病显著减少，到 20 世纪 70 年代中后期，美国人的健康状况达到了有史以来的最好水平。但同时又不得不承认这样一个现实，即当时全美国 75% 的死亡原因是退行性疾病；环境危害和行为因素使国民健康付出了高昂的但不必要的代价。

1976 年，美国国会正式通过了《健康资讯和健康促进法案》，疾病预防和健康促进的价值已经得到了越来越多的认可。随着美国政府对慢性病认识的提高和卫生保健优先领域的确定，健康教育、健康促进在卫生保健领域乃至社会政治生活中的重要地位被确立。同时，美国国民也开始非常关注如何改善自身的健康，人们越来越注重运动、营养、环境卫生和职业安全，这表明国民越来越意识到健康促进和疾病预防的重要性。

二、项目介绍

171

从 1979 年起，美国每十年制定一个国家健康战略——"健康国民"行动，该战略由美国卫生福利部统筹制定，用于指导接下来十年的美国全民健康促进和疾病预防工作，目的是改善国民健康。这项计划包含了十年内每个阶段的目标、具体负责部门、实施方法及检测标准等内容。

第一个健康国民行动（健康国民 1990）

1979 年，美国卫生、教育和福利部发表了《健康国民——公共事务署关于健康促进和疾病预防的报告》，这是美国历史上第一个关于健康促进和疾病预防的健康国民报告，标志着美国健康国民行动的启动，同时也标志着美国预防时代的到来。

卫生局报告的五个主要目标是在五个主要的生命阶段（婴儿、儿童、青少年、成人和老年人）提高美国人口的健康。每个年龄组的目标都有不同的焦点，如婴儿重点预防出生体重低和出生缺陷，老年人重点预防流感和肺炎等。15 个优先领域被认为是实现总体健康状况目标的关键。

1980 年，美国卫生与公众服务部公共卫生服务署出版《促进健康/预防疾病：国家目标》，这是 1979 年《健康国民》报告的配套文献。该报告为 1979 年《健康国民》报告中所确立的 15 项优先领域设置了 226 个可测量的具体目标。事实证明，该国家卫生议程非常有价值，比如从 1979 年到 1990 年，婴儿死亡率下降了近 35%，机动车儿童死亡率下降了 28%。

第二个健康国民行动《健康国民 2000》

1991 年，美国卫生与公众服务部公共卫生署出版了《健康国民 2000——国家健康促进和疾病预防目标》的报告，该报告为 20 世纪 90 年代显著提高国民健康水平提供了策略，也是一个在 20 世纪末改善美国人健康的战略。该报告并不代表是美国联邦政府或任何一个组织、任何个人的政策或观点，它是国家健康进程的产物。它是经过慎重思考后选择的健康促进和疾病预防策略，其目的是帮助地方社团和州政府从报告中去寻求能满足他们各自的最高优先目标需求的建议。

在发展自己的战略用来改善全国人民健康的同时，《健康国民 2000》汲取了早期健康国民行动所获得的经验和知识，制定了三个主要的目标：①增加健康生活的时间跨度；②减少健康差异；③获得预防性的健康服务。

为了帮助实现这些首要目标，项目确定了 319 个不重复的国家目标，用来解决一系列健康问题。因为一些优先领域有相同的目标，所以如果包括重复的目标，总共有 376 个目标。其中，47 个目标是《健康国民 2000》的代表，被称为"哨兵"目标。

所有的目标被划分为 22 个优先领域。前 21 个领域涉及健康促进、健康保护和预防服务。第 22 个领域是关于监测和数据系统，强调基础设施的发展以便监测目标，并帮助国家、州和地方各级政府部门查明和评价正在发生的公共卫生问题。国家卫生统计中心（NCHS）负责监测目标的进展，使用自己的和其他机构的数据源。

针对健康状况不佳的高危人群，《健康国民 2000》在高于总人口平均死亡率、特殊疾病和残疾的人群中设定了具体的目标来缩小差距。此外，它还加入了诸如艾滋病病毒感染和癌症等优先领域，这些领域在之前均没有列入 1990 年的目标。

在大多数情况下，使用基线和现有数据对比进行评估；在没有基线和目标值的情况下，使用补充数据（无基线或目标）。对于超过一种度量单位的目标（复合目标），如果数据显示不同方向的运动，则把进展标记为"混合进展"。

项目强调合作伙伴的重要作用。《健康国民 2000》是政府、企业、非营利组织和科学界合作努力的产物。它是与 22 个专家工作组、联邦政府机构、国家科学院医学研究所和 375 个全国级的志愿组织和所有国家卫生部门的成员合作开发的。区域和全国会议提供了来自广大公民、家庭和社区的意见。此外，该计划先出台了一份文件草案，在进行了广泛的公开审查和评阅之后，《健康国民 2000》的目标进一步被修订。20 世纪 90 年代中期的中期修改，产生了一系列的报告，它们展现了国家在实现《健康国民 2000》目标方面的进展。

《健康国民 2000》行动有一系列的回顾报告，每年都会公布进度报告。虽然目标是国家的，但它们的成功将主要通过国家和地方的共同努力来实现。因此，建立国家评估进展的能力是 NCHS 2000 年计划的重要组成部分。国家层面的资助和支持活动包括培训、技术援助、为国家和地方卫生机构开发软件产品，以及提供资金。定期安排《健康国民 2000》计划的进展审查，是卫生部长追踪目标并管理目标的实施情况的素材。指定优先领域的负责机构负责审查，并由该优先领域的跨机构工作组的成员协助，工作组成员由国家机构和私人组织代表构成。

数据显示，2000 年有 68 个目标（21%）达到了预期目标，另外 129 个目标（41%）显示目标的正向移动，35 个目标（11%）的数据显示混合移动，7 个（2%）没有变化，47 个目标（15%）显示出偏离目标的运动，32 个目标（10%）无法评估。在这些未评估的目标中，有 23 个有基线数据，但没有其他的数据。

第三个健康国民行动《健康国民 2010》

2000 年 1 月，美国卫生与公众服务部发起了"健康国民 2010"行动。"健康国民 2010"包含 467 个主要目标，969 个具体目标（次要目标），旨在作为 21 世纪第一个十年的美国人改善所有人健康的框架。2010 年 10 月正式发布的《健康国民 2010》，对 2010 年实现的健康目标和目标当前的进展进行了定量评估。

《健康国民 2010》建立在过去 20 年的经验之上。两个首要目标是：①提高健康生活质量；②消除健康问题。同时，所有的 467 个目标被分成 28 个重点领域，每个领域代表一个重要的公共卫生领域。

数据来自 190 多个不同的数据来源，7 个以上的联邦政府部门（包括卫生和公共服务部、商业部、教育部、司法部、劳工部、交通部和环境保护机构，以及来自自愿和私人的非政府组织）。因为这些目标是国家的，而不是完全属于联邦政府的，所以项目的成果也部分取决于各级政府和非政府组织收集和评估数据的能力。

中期审查共追踪了 696 个目标，因为数据无法获得或由于科学证据的改变，66 个目标被删除。对于 170 个目标（占总数的 17.5%）的进展情况，跟踪数据是不可用的，其中 53 个目标缺乏基线数据。项目终期对 733 个目标进行了评估：172 个目标（23%）达到或超过了 2010 年的目标；349 个目标（48%）向健康人群 2010 年的目标移动；39 个目标（5%）与基线相比没有变化，173 个目标（24%）被删除。

第四个健康国民行动《健康国民 2020》

《健康国民 2020》的到来正值一个关键时刻，美国面临的挑战和目标是从一开始就避免可预防疾病的发生。慢性疾病，如心脏病、癌症和糖尿病，每年造成了美国人 70% 的死亡，占全国卫生支出的 75%，导致这些疾病发展的许多危险因素是可以预防的。健康国民计划是国家的路线图和指南针，愿景是改善所有美国人的生活质量。健康国民计划倡议基于的理论原则是，制定国家目标和监测进展可以促进社会采取行动。美国卫生和公众服务部于 2010 年 12 月 2 日公布了健康国民 2020 行动。

175

在过去的 30 年里，健康国民行动一直致力于通过制定公共卫生预防的重点和行动框架来改善美国的健康。

例如，美国疾病预防控制中心的心脏病和中风预防部（Division

for Heart Disease and Stroke Prevention，DHDSP）通过公共卫生策略和政策促进心血管健康，包括健康的生活方式和行为、健康的环境和社区、获得早期和负担得起的检测和治疗，旨在创造一个健康的、无中风的世界。为了预防心脏病和中风，并消除健康方面的差异，CDC 向国家卫生部门和其他合作伙伴提供帮助，包括资金、技术支持和学术资源。在 2014 的财年，美国疾病预防与控制中心提供了 1.1 亿美元，用以支持全美 50 个州和哥伦比亚特区开展心脏病和中风预防工作。

《健康国民 2020》在政府和健康方面的领导作用是无与伦比的。它整合了公共卫生和预防领域的专家的意见，广泛的联邦、州和地方政府官员，是一个由 2000 多个机构组成的联合体。当然，可能这个行动最重要的还是公众。在起草一套全面的健康国民 2020 目标时，有超过 8000 条评论被考虑。新的倡议包括一些新主题，如：青少年血液疾病和血液安全；痴呆，包括阿尔茨海默症早期和中期；儿童基因组；女同性恋、男同性恋、双性恋、变性等。

《健康国民 2020》也发出了一项特殊的挑战——"我的健康人"，鼓励开发人员为国家和社区级的健康数据的专业维护人员创建易于使用的应用程序。

《健康国民 2020》是一个多年进程的结果，它反映了来自不同群体的个人和组织的投入，它代表了健康国民这一倡议的第四代，是建立在 30 年的工作基础之上。健康国民计划被联邦政府、州、社区和许多其他公共和私营部门的合作伙伴用作战略管理的工具。它的综合目标设定是用来衡量特定人群的健康问题的进展，并作为①在各个部门和联邦政府内部预防和保健活动的基础；②在州和地方各级的一种衡量标准。

《健康国民 2020》致力于实现人人都长寿、健康的社会愿景。这十年，几个新特性将有助于实现这一愿景：

（1）强调卫生公平的思想，强调健康问题社会决定因素和促进健康生命的所有阶段。

（2）交互式网站取代了传统的印刷出版物为主要传播的工具。

（3）维护一个网站，允许用户定制信息来实现他们的需求和探索以证据为基础的资源。

《健康国民 2020》的任务：

1. 确定全国性的卫生改善优先事项。

2. 提高公众对健康、疾病和残疾的决定因素的认识和了解，以及取得进展的机会。

3. 在国家、州和地方各级提供可衡量的目标和目标。

4. 让多个部门采取行动，通过最可用的证据和知识所驱动的措施加强政策和改进实践。

5. 确定关键的研究、评估和数据收集需求。

《健康国民 2020》的首要目标是：

1. 获得高质量、寿命更长、可预防疾病、残疾、伤害和过早死亡。

2. 实现卫生公平，消除贫富差距，改善各群体的健康状况。

3. 创造有利于所有人健康的社会和自然环境。

4. 促进生命质量、健康发展、健康的行为贯穿所有生命阶段。

《健康国民 2020》计划包含42个主题领域，包括13个新主题领域。关于心脏病和中风有 24 个目标，更多的是有关心脏病和中风的相关领域。项目策略：

（1）生态和决定因素对健康促进和疾病预防的重要性：从历史上看，许多健康领域都集中在个人层面的健康决定因素和干预措施上。

177

因此,《健康国民 2020》把重点扩大到强调健康的社会和物理环境。将预防纳入到教育的统一体中——从最早的年龄开始——是这种生态和决定方法的一个组成部分。

（2）卫生信息技术和卫生交流的作用：卫生信息技术（IT）和卫生交流作为健康国民 2020 实现和成功的组成部分将被鼓励和支持，包括建立和整合可行的公共卫生 IT 基础设施和全国卫生信息网；协调一致的联邦健康 IT 战略计划（2008—2012）等。

（3）将"一切危险"准备作为公共卫生问题：自 2000 年《健康国民 2010》发布以来，2001 年 9 月 11 日的恐怖袭击事件、随后的炭疽病袭击、飓风卡特里娜（Katrina）和艾克（Ike）等自然灾害的破坏性影响，以及对流感大流行的担忧，都使准备工作作为公共卫生问题的重要性变得更加紧迫。为任何紧急情况做好准备，在未来十年中必须是公共卫生的重中之重，而健康国民 2020 将强调这一问题。

（4）健康国民 2020 的图形模型：这张特别的图形模型，试图说明与健康有关的社会决定因素之间的基本重叠程度，并强调它们对健康结果和条件的集体影响。该框架还强调了对人口差异的持续关注，包括种族 / 族裔、社会经济地位、性别、年龄、残疾状况、性取向和地理位置等。

178

新的《健康国民 2020》：主要健康指标：

《健康国民 2020》包括一些小的高优先级健康问题，这些问题对公众健康构成重大威胁。从《健康国民 2020》目标，26 个主要的健康指标，组织在 12 个主题领域，解决健康的决定因素，促进生活质量，健康的行为，和健康的发展跨越所有生命阶段。LHIs 提供了一种评估关键领域国家健康状况的方法，促进不同部门之间的协作，并在国家、州和地方各级推动行动。

　　《健康国民 2020》的主要健康指标框架是根据生命阶段概念框架的健康决定因素和健康结果进行选择和组织的。这一方法旨在提醒人们注意影响公众健康的"上游"决定因素，并从婴儿期到老年，为健康差异做贡献，从而突出改善所有美国人的健康和生活质量的战略机遇。主要健康指标框架的目的是在国家、州、地方各级以及个人、家庭和社区中激发行动。这些指标可以帮助人们更好地集中精力——无论是在家里还是在我们的社区、工作场所、企业或国家——让人们活得更好、更长久。

　　健康国民在过去十年中取得了巨大的进展：出生时预期寿命增加；冠心病和中风的死亡率降低。尽管如此，公共卫生挑战依然存在，严重的健康差异依然存在。根据《健康国民 2020》再次强调克服这些挑战，在过去十年中一直在跟踪进展。这些指标将用于评估国家的健康状况，促进各部门之间的合作，并在国家、州和社区层面推动行动，以改善美国人口的健康状况。

　　在《健康国民 2020》的中期回顾中，概述了《健康国民 2020》中期审查中所有 1054 项可测量目标的进展情况，以及为 624 个纳入人口目标的人口分组对健康差异的概述。《中期审查》提供了一份关于《健康国民 2020》的目标和目标的进展情况的快照。这项评估为这十年的后半部分提供了路线图。

179

参 考 文 献

1. https://wenku.baidu.com/view/fa84b16ea32d7375a41780f8.html

2. https://www.cdc.gov/nchs/healthy_people/hp2000.htm

3. https://www.cdc.gov/nchs/healthy_people/hp2000/hp2000_priority_areas.htm

4. https://www.cdc.gov/nchs/data/hp2000/hp2k01.pdf

5. https://www.cdc.gov/nchs/healthy_people/hp2010.htm

6. https://www.cdc.gov/nchs/data/hpdata2010/hp2010_final_review.pdf

7. https：//www.cdc.gov/dhdsp/about_us.htm

8. https：//www.healthypeople.gov/sites/default/files/DefaultPressRelease_1.pdf

9. https：//www.healthypeople.gov/sites/default/files/HP2020_brochure_with_LHI_508_
   FNL.pdf

10. https：//www.healthypeople.gov/2020/topicsobjectives2020/pdfs/HP2020objectives.pdf

11. https：//www.healthypeople.gov/2020/Leading−Health−Indicators

12. https：//www.healthypeople.gov/sites/default/files/HP2020_brochure_with_LHI_508_
    FNL.pdf

芬兰北卡累利阿项目

摘要：19世纪末和20世纪上半叶，芬兰是全世界冠心病死亡率最高的国家，其东部北卡省受害情况最为严重。研究发现，冠心病的高死亡率主要与当地居民高脂膳食习惯引起的高胆固醇血症、不良生活方式、高血压和吸烟等危险因素有关。为此，从1972年开始，北卡实施了冠心病预防健康促进项目。项目采取政策改善、环境支持、健康教育、服务提供、多部门合作、全社会参与、社区为主的综合健康促进策略，经过科学严格的效果评价，2006年和项目前期（1969—1971年）相比，北卡省35~64岁男性的冠心病死亡率下降了85%，芬兰全国则下降了79%。芬兰的平均预期寿命从1971年的66.4/74.6岁（男/女）增长到2006年的75.8/82.8岁。这一显著的成就与危险因素的干预分不开，比如项目实施35年后，北卡地区居民的血清总胆固醇水平男性下降了21%，女性下降了23%，男性收缩压下降了12mmHg，女性则下降了 21mmHg，男性的吸烟率从 52% 下降到 31%，低脂和平衡膳食习惯广泛普及。北卡经验可供全球其他国家学习参考。

一、项目背景

1947 年，一位年轻的人口统计学家 Väinö Kannisto 发表了有关芬兰死亡率的博士论文。文中指出：自 19 世纪以来，芬兰东部地区死亡率要高于西部，而且因心脏病死亡十分常见。事实上，芬兰东部的心脏病死亡率在国际上排名首位。

20 世纪六七十年代的实验室研究、流行病学研究和临床试验已明确证实血清胆固醇、高血压及吸烟是导致心血管疾病（CVD）的危险因素。芬兰是当时世界上冠心病死亡率最高的国家，而其东部的北卡省受害情况最为严重。基于对主要危险因素及所处困境紧迫性的认识，北卡项目于 1972 年正式启动。

二、项目介绍

北卡项目是世界上第一个以社区为基础的大型心血管病综合预防项目，旨在通过改变日常生活方式和危险因素来预防心血管疾病，该项目包括了具体的科学评估。该项目取得了举世瞩目的干预效果和研究成果，项目经验更是直接影响了世界卫生组织的慢性病预防工作。在项目实施的 25 年间，项目组在 1972 年、1977 年、1982 年、1992 年和 1997 年开展了 6 次横断面人群调查，对主要风险因素状况进行评估。在项目结束后，项目人员 2002 年和 2007 年对北卡地区的风险因素水平再次进行横断面人群调查。上述调查结果均表明，北卡项目是非常成功的。

1. 参与机构

世界卫生组织（WHO）、国家公共卫生研究院、芬兰政府、芬兰科

182

学院医学研究委员会、芬兰心脏协会、北卡省卫生厅、北卡项目研究基金会、赫尔辛基职业卫生研究院、库奥皮奥大学、其他合作机构。

2. 项目关键人员

首席研究员、项目主任、联合首席研究员、项目协调员、现场办公室执行经理、北卡省省长、国家公共卫生研究院院长、北卡省卫生厅厅长、北卡的县卫生官员、北卡中心医院内科主任。

3. 项目受众

北卡地区和与其匹配的对照地区（邻省库奥皮奥）的适宜年龄受众。

4. 实施时间和地点

时间：1971—1997 年

地点：北卡累利阿（简称北卡）是芬兰的一个省（郡）。北卡的人口在过去 30 年一直稳定在 180000 人左右。

5. 项目目标

（1）主要目标

初期（1972—1982 年）：降低当地人群心血管病死亡率。

后期（1982 年以后）：降低当地人群主要慢性病（非传染性疾病）的死亡率，促进当地人群的健康。

183

（2）中期目标

降低当地人群主要危险因素的水平和促进二级预防。

主要危险因素目标有：高血清胆固醇（LDL）、吸烟和高血压。

（3）国家目标

初期（1972—1977 年）：作为全芬兰的试点项目。

后期（1977 年以后）：作为国家示范项目和榜样项目。

在心血管病中，重点集中在冠心病，同时脑卒中也作为一个重要的特定目标。后来其他慢性病也被包括进来。

6. 项目实施情况

（1）研究人口：项目以工作年龄人群为重点—尤其是男性，这是因为中年男性的心血管病死亡率显著高于其他人群。同时，在这部分人群中能相对较快地看到干预结果，而且他们对社区改变的影响最大。此后，更系统的重点放在儿童和青年，也包括老年人。

（2）干预措施：实际的干预活动是整合在干预地区现有的服务体系和社会组织之中的。项目组织的任务是确定目标、开展培训、协调和促进项目活动的实施以及评估结果，而实际工作大多由社区自身完成。社区和个人的参与是关键。

最初制定的子项目如下：

1）控烟。

2）营养。

3）高血压。

4）冠心病及急性心肌梗死。

5）康复（二级预防）。

6）筛检（用于危险因素）。

184

下列特定项目是项目的重点：

1）控烟。

2）低胆固醇饮食。

3）降低血压（日益强调非药物干预）。

在项目开展的 25 年中，干预的总体趋势已经由以危险因素 / 初级卫生保健为导向，逐渐演变为以健康促进 / 社区动员为主，后者利用了创新的、积极的媒体信息以及经常性的竞争（即正性激励）。

（3）富有特色的子项目之一——村际降低胆固醇比赛：20 世纪 80

年代末期，偏远乡村地区的胆固醇水平最高，而这些地区盛行传统的饮食方式。基于此，项目组宣布在愿意参与项目的村庄之间开展改变饮食习惯、降低胆固醇的比赛。两个多月后，所有参加比赛村庄的胆固醇水平平均下降5%。

7. 项目成果

（1）危险因素——血清总胆固醇的下降：芬兰东部地区调查人群的血清总胆固醇水平自1972年起呈明显下降趋势。北卡省男性的胆固醇水平下降了21%，女性则下降了23%。2007年进行的调查显示，男性的总胆固醇平均水平为5.39mmol/L，女性则为5.18mmol/L，不同地区间男性的胆固醇水平没有差异。总体而言，人群的胆固醇水平分布曲线已左移。

此外，其他危险因素比如血压、吸烟率、体质指数等也都得到了改善，鉴于本文篇幅聚焦在胆固醇，故不在此赘述。

（2）冠心病死亡率下降：北卡项目最主要的目标是降低极高的冠心病死亡率。在35年里（1971—2006年），北卡省男性人群35~64岁年龄标化冠心病年死亡率下降了85%，且观察到的人群危险因素水平的下降可以解释大部分冠心病死亡率的下降。就单一的危险因素而言，1982—1997年，芬兰冠心病死亡率的实质性下降中超过一半归因于主要危险因素的降低。其中最主要的一个原因是总胆固醇水平的大幅下降。

（3）寿命延长：整个项目期间，芬兰出生时平均预期寿命从1971年的66.4/74.6岁（男／女）提高到2006年的75.8/82.8岁，北卡省则从64/72岁提高到75/81岁。

（4）血液胆固醇的检测率——健康行为的增加：血清胆固醇的检测率在1972—1978年的项目初期阶段急剧上升，之后在1988—1989

185

年的北卡胆固醇项日期间又有所上升，已达到一个相当高的水平——约有 80% 的人至少在 5 年内检测了胆固醇水平。

三、北卡项目的建议和结论

以社区为基础的慢性病预防和健康促进综合项目应继续遵循现行的项目规划、实施和促进的原则及规则。

在选择中间目标及设计实际干预项目所需的相关行为 / 社会理论时，以社区为基础的预防项目应采用适宜的医学 / 流行病学框架。

全面了解社区（"社区诊断"）、与社区各组织机构密切合作、当地群众广泛参与是社区干预项目成功的最基本要素。

社区干预项目要将精心规划的媒体信息及其他信息与广泛的社区活动相结合，要吸纳初级卫生保健机构、志愿者组织、食品厂商、超市、工作场所、学校、当地媒体等组织机构。

社区预防项目应与社区的正式决策者和非正式的舆论领袖建立好合作关系，赢得他们的支持。

社区干预项目要想取得成功，必须要将合理的理论框架、坚持不懈的辛勤工作与社区不断地进行沟通并结合起来。

所有社区项目，尤其是国家示范项目的一个基本要素是，一套可靠的监测和评价体系，包括对改变过程持续的随访和更广泛的、总结性的评价。

社区干预项目的重点和资源应集中在社区社会和物理环境的改善上，以帮助居民获得健康并保持健康的生活方式。

多数社区干预项目不但能使干预社区获益，还可以作为国家示范项目产生更深远的影响。因此，项目要与国家政府机关在经验推广、结果评价等方面开展密切合作。

既要有勇于奉献的领导，同时领导者也要与各方利益相关者广泛合作。国家不断向前发展进步，这就要求各部门开展各种活动，不断出台新政策。决策者的积极参与和私人部门的积极改变十分重要，这也需要媒体决策，以保持新生活方式的形成。

归根结底，这是一个社会变革问题，政策决策、不同机构的行动和群众传达出公众的压力和支持。

参 考 文 献

1. 赵文华.北卡累利阿项目——从北卡累利阿地区到全国行动.北京:北京大学出版社,2013.

2. Keys AB.Coronary heart disease in seven countries,American Heart Association:New York,1970.

3. Puska P,Nissinen A,Tuomilehto J,et al.The community based strategy to prevent coronary heart disease:conclusions from the ten years of the North Karelia project.Annu Rev Public Health,1985,6:147–193.

4. Miettinen M,Turpeinen O,Karvonen MJ,et al.Dietary prevention of coronary heart disease in women:the Finnish mental hospital study.Int J Epidemiol,1983,12:17–25.

5. Turpeinen O,Karvonen MJ,Pekkarinen M,et al.Dietary prevention of coronary heart disease:the Finnish Mental Hospital Study.Int J Epidemiol,1979,8:99–118.

6. Turpeinen O,Roine P,Pekkarinen M,et al.Effect on serum–cholesterol level of replacement of dietary milk fat by soybean oil.Lancet,1960,1:196–198.

7. Puska P,Tuomilehto J,Salonen J,et al.Community control of cardiovascular diseases:evaluation of a comprehensive community programme for control of cardiovascular diseases in North Karelia,Finland,1981,1972–1977.

8. Puska P,Tuomilehto J,Salone J,et al.Community control of cardiovascular diseases evaluation of a comprehensive community programme for control of cardiovascular diseases in North Karelia,Finland,1981:1972–1977.

9. Laatikainen T,Pietinen P,Valsta L,et al.Sodium in the Finnish diet:20–year trends in urinary sodium excretion among the adult population.Eur J Clin Nutr,2006,60:965–970.

10. Iacono JM, Puska P, Dougherty RM, et al.Effect of dietary fat on blood pressure in a rural Finnish population.Amj Clin Nutr, 1983, 38: 860–886.

11. Vartiainen E, Puska P, Pekkanen J, et al.Serum cholesterol concentration and

mortality from accidents，suicide，and other violent causes.BMJ，1994，309：445–447.

12. Laatikainen T，Critchley J，Vartiainen E，et al.Explaining the decline in coronary heart disease mortality in Finland between 1982 and 1997.Am J Epidemiol，2005，162：764–773.

13. Karvonen M，Blomqvist G，Kallio V，et al.Men in rural East and West Finland.Acta Med Scand，1967，460：169–190.

14. Pisa Z，Uemura K.Trends of mortality from ischaemic heart disease and other cardiovascular diseases in 27 countries，1968–1977.World Health Stat Q，1982，35：11–47.

15. Keys A，Aravanis C.Seven countries：a multivariate analysis of death and coronary heart disease Harvard Univ.Press：Cambridge，1980，xi：381.

16. Pielinen P，lahti–koski M，Vartiainen E，et al.Nutrition and cardiovascular disease in inland since the early 1970s：a success story.J Nutr Health Aging 5，2001：150–154.

17. Lipid Research Clinics Program.The Lipid Research Clinics Coronary Primary Prevention Trial results.I Reduction in incidence of coronary heart disease.JAMA，1984，251：351–364.

英国全民免费胆固醇检测，早预防早治疗

摘要： 英国国民医疗服务体系（National Health Service，NHS）为40~74岁公民提供免费的身体健康检查，检查的目的主要是为了通过检测血胆固醇、血压、身高体重指数等指标，以确定某个体是否具有患心脑血管病的风险，在测出可能存在风险时，健康专家会根据目标人群的具体情况，提出调整生活方式或服药治疗的建议，取得了显著效果。

189

一、项目简介

英国国民医疗服务体系（National Health Service，NHS），又称英国国家健康体系，可谓是世界上最悠久、最健全的国民医疗健康保障系统。始建立于1948年，NHS已经成为了真正管理英国人"从襁褓到坟墓"的健全的医疗保障系统，该体系是政府主导型医疗服务体系的代表，提供的部分职能与我国的基本公共卫生服务相似。

NHS 由英国卫生部管辖，定期为 40~74 岁的英国公民提供免费的身体健康检查，同时体检也成为一项全国性的疾病风险评估，可以告诉受试者相较于普通人群是否有更高的疾病风险，以及他们可能面临哪些健康问题，比如：心脏病、糖尿病、肾脏疾病、卒中等。

每次的健康检查大约需要 20~30 分钟，由健康专家，通常是护士或医疗助理询问被检查者一些关于生活方式和家族病史的简单问题，同时测量身高和体重，并进行血压测量、血液测试，这其中就包含对血液胆固醇水平的免费检测。在此基础上，专家将提供给受试者关于预防心脏病、卒中、肾脏疾病和糖尿病的建议，其中包含如何有效控制胆固醇。如果受试者年龄在 40~74 岁之间，且没有卒中、心脏病、糖尿病或肾病，那么每个人每五年将进行一次 NHS 的免费健康筛查。

二、项目目的

该项目旨在通过促进过早死亡的七大疾病风险因素的筛查和定期监测，预防和减少英国国民心脏病、卒中、糖尿病和肾脏疾病的发生，减少英国日益增加的非传染性疾病的负担。项目依据目前英国 NICE（The National Institute for Health and Care Excellence）推荐的公共卫生和临床指南，确保其各种筛查和干预措施都具有强大的科学依据基础。

三、项目内容

1. NHS 健康检查

（1）胆固醇水平。

（2）体重指数（BMI）。

（3）血压。

（4）酒精饮用情况。

（5）身体活动评估结果。

（6）糖尿病风险评估。

其中，胆固醇的检查结果包括：总胆固醇、低密度脂蛋白胆固醇（通常称为"坏胆固醇"）。有时，医疗专业人员也会计算受试者坏胆固醇与总胆固醇的比值，该比值越高则表示受试者心脏或血液循环系统越可能存在问题。

经过检查后，受试者在未来10年内将面临的心脏或血液循环问题（比如心脏病，卒中，2型糖尿病或肾脏疾病）的风险将被预估，并被描述为低、中或高危三档：

低危 – 在未来10年，心脏或血液循环发生问题的几率小于10%。

中危 – 在未来10年，受试者有10%~20%的概率发生心脏病或血液循环问题。

高危 – 在未来10年，受试者有超过20%的概率发生心脏病或血液循环问题。

同时，还将计算受试者的心脏年龄。

因为受试者的风险随着年龄增长而增加，所以即使受试者的测试结果保持不变，在下一次进行NHS健康检查时，受试者的风险评分也可能会更高。

191

接下来，受试者将有机会和医疗工作人员探讨如何降低自己的患病风险。

2. 胆固醇的干预措施

如果受试者的胆固醇测试不正常，健康专业人员将提供饮食方面的建议，以帮助被测者通过改善饮食降低血液坏胆固醇的含量。对于严重的患者，医务人员将建议使用他汀类药物进行控制。

3. 苏格兰家族性高胆固醇血症服务

家族性高胆固醇血症是遗传性高胆固醇血症的一种典型形式，在苏格兰影响超过 1 万人，并可能导致人们在很年轻的时候，甚至二三十岁就有心脏病或卒中的发作。

过去 10 年来，尽管心血管病死亡率持续下降，35~54 岁男女死亡率下降的速度已经平缓。这些人中有相当一部分有家族性高胆固醇血症。据估计，家族性高胆固醇血症基因携带者的心肌梗死的危险性非常高，男性到 50 岁将有 50% 的几率会得心肌梗死，女性到 60 岁会有 30% 的几率受到威胁。

当一个人被诊断患有家族性高胆固醇血症时，所有近亲都必须测量他们的胆固醇水平，以便必要时他们也可以开始改变生活方式并进行预防性治疗。苏格兰国民保健服务（NHS Quality Improvement Scotland，NHS QIS）草案支持这种冠心病预防和治疗的临床标准方法。家族性高胆固醇血症人的孩子应该在 10 岁之前就进行血液胆固醇的测试。保健专业人员有必要提高小学生对家族性高胆固醇血症的认识。

英国国家筛查委员会已发现在家族内部筛查家族性高胆固醇血症人员的家属这种方法是有成本—效益的。

192

四、项目结果

根据 2008 年英国卫生部政策制定的经济模型表明，与其他 NHS 活动相比，像这样的预防方案可能具有成本—效益，并可能产生显著的健康效益。据估计，该计划每年可以预防 1600 次心脏病发作和卒中，至少 650 次早产死亡，以及 4000 多例新的糖尿病病例的出现。早期也可以检测到至少 2 万例糖尿病或肾脏疾病，这是大多数 CCG 的优先考虑事项。每个质量调整生存年数（QALY）估计成本约为 3000 英镑。

五、讨论

筛查高胆固醇血症对于预防心血管疾病具有重要的意义。从某种意义上讲，英国的 NHS 与中国的国家基本公共卫生服务项目都具备提供基本医疗服务的职能，所以上述案例具有一定的参考价值。我国国务院办公厅印发了《关于推进分级诊疗制度建设的指导意见》等一系列政策，也表明我国政府逐步推进分级诊疗、最大化发挥社区医疗机构在疾病防控中的重要作用的决心。

参 考 文 献

1. https://www.nhs.uk/conditions/nhs-health-check/what-is-an-nhs-health-check-new/？#what-happens-at-the-nhs-health-check
2. 苏格兰政府 2009 年 6 月政府报告
3. Department of Health.Economic Modelling for Vascular Checks：Department of Health，2008.